PRÉCIS

DE

THÉRAPEUTIQUE GÉNÉRALE

BASÉE SUR

LA PHYSIOLOGIE ET LA PATHOLOGIE CELLULAIRE

PAR

Ld JOLLY
Pharmacien de 1re classe
Officier de l'Instruction publique

PARIS
34, FAUBOURG POISSONNIÈRE

PRÉCIS

DE

THÉRAPEUTIQUE GÉNÉRALE

BASÉE SUR

LA PHYSIOLOGIE ET LA PATHOLOGIE CELLULAIRE

La thérapeutique générale basée sur l'étude de la physiologie et de la pathologie de l'élément anatomique est la seule qui puisse être vraiment scientifique.

C'est seulement par l'étude de la vie normale et pathologique de la cellule humaine qu'on peut apprendre à connaître l'état de l'organisme dans ce que l'on appelle les maladies chroniques, les diathèses, les constitutions. Elle nous apportera les confirmations de cette conclusion posée par Charles Robin, que : *La maladie n'est en définitive qu'un trouble de la nutrition.*

Les découvertes nombreuses et importantes de ces dernières années permettent d'aborder utilement cet important problème. Si bien des points de détail sont encore obscurs, les actes généraux nous sont connus dans leurs grandes lignes. Ils nous permettront d'en déduire des méthodes précises de thérapeutique générale.

Nous venons aujourd'hui vous présenter une étude très succincte de ces questions, en attendant un travail plus complet qui suivra prochainement. C'est la suite des recherches biologiques que nous poursuivons depuis 25 ans, recherches exposées dans notre ouvrage : *Les Phosphates.* Les méthodes de thérapeutique que nous vous proposons sont expérimentées, les unes depuis 5 ans, les autres depuis 10 ans au moins ; nous pouvons donc affirmer leur efficacité curative.

PREMIÈRE PARTIE

La cellule. *Physiologie et Pathologie.*

La science moderne a ramené la constitution vivante de nos tissus à une seule unité, la *cellule* ou élément anatomique. Chaque organe qui entre dans la constitution humaine est donc une fédération d'éléments cellulaires, associés pour un travail en commun, mais ayant chacun leur vie propre.

Constitution physico-chimique.

L'homme étant un être essentiellement azoté, toutes les cellules qui composent ses tissus sont de nature azotée d'une origine protéique commune.

Si nous considérons les éléments anatomiques des trois principaux systèmes organiques de l'homme : le système osseux, le tissu musculaire et l'appareil nerveux, ils nous présentent trois types d'éléments aussi dissemblables que possible dans leurs qualités physiques, et cependant elles dérivent des mêmes matières albuminoïdes du sang, avec lesquelles elles n'ont plus aucune ressemblance physique.

Nous avons démontré dans notre ouvrage — Les Phosphates — que la différence des propriétés physiques de ces trois espèces de tissus tient à ce qu'ils renferment dans leur organisation des phosphates minéraux d'espèces et aussi de qualités physiques différentes. Ceux que l'on rencontre dans les tissus de l'homme sont au nombre de cinq, savoir : Le phosphate de potasse, le phosphate de soude, le phosphate de chaux, le phosphate de magnésie et le phosphate de fer.

Tous ces phosphates sont distribués en espèces et en quantités variables dans tous les tissus, et chacun d'eux est prédominant dans l'un des principaux grands systèmes organiques humains. Le phosphate de chaux, absolument insoluble dans les liquides physiologiques, est le principe minéralisateur et incrustant des os. Dans les muscles, c'est le phosphate de magnésie très peu soluble qui prédomine, avec une notable proportion de phosphate de soude soluble comme correctif. Dans le système nerveux, tissu très mou, c'est le phosphate de potasse extrêmement soluble qui lui donne cette consistance ; on ne trouve le phosphoglycérate de potasse que dans les lécithines. Enfin, le phosphate de fer, soluble dans un mélange salin spécial, prédomine dans les globules du sang en quantité 12 fois plus considérable que les autres phosphates réunis (1). Le phosphate de soude est le phosphate constituant libre du sérum.

Les phosphates sont groupés dans tous les tissus humains de deux façons différentes : une partie, fixe, constante, architecturale, est immobilisée dans la substance proprement dite des tissus ; l'autre, mobile, stimulante, en quantité variable, est condensée dans le protoplasma vivant.

Les tissus des organes dans lesquels l'activité vitale est la plus puissante sont les plus riches en protoplasma vivant ; ils sont, ou doivent être les plus largement approvisionnés en phosphates mobiles. C'est pourquoi le système nerveux chez l'homme adulte est beaucoup plus riche en phosphates vitaux que les autres systèmes organiques.

En résumé, *tous les éléments anatomiques humains sont exclusivement formés de deux espèces de matériaux différents : les uns organiques azotés d'origine protéique ; les autres minéraux phosphatés.*

Nutrition.

La nutrition dans les éléments anatomiques est la fonction la plus importante ; toutes les autres lui sont subordonnées.

Assimilation. — L'apport des matériaux d'assimilation est fait par le sang : ceux-ci pénètrent par osmose dans l'intérieur de la substance de chaque cellule et sont absorbés par le protoplasma qu'elles renferment. On a cru, pendant longtemps, que chaque cellule douée d'une propriété élective

(1) Les Phosphates, page 193.

choisissait dans le milieu sanguin les matériaux tout préparés à sa convenance et les utilisait immédiatement tels qu'elle les avait choisis. Les derniers progrès de la science ont établi qu'il n'en peut pas être ainsi.

Parmi les matériaux constituants du sang, l'opinion la plus générale est que c'est l'albumine du sérum qui sert à la nutrition des tissus. Nous avons démontré dans notre ouvrage (1) que *ce sont les globules qui, après dissociation, livrent leurs matériaux aux éléments anatomiques et servent à la nutrition des tissus.*

Le phosphate de fer qu'ils renferment, soluble dans un milieu salin, cède son acide phosphorique pour servir dans chaque département organique à la constitution de leurs phosphates minéraux propres et l'oxyde de fer sans utilité est éliminé.

Puisque les principes nutritifs fournis aux tissus sont identiques pour tous, il faut admettre que dans l'intérieur des éléments anatomiques de chacun d'eux, ils subissent une élaboration variable avec chaque espèce de cellules, qui les rend assimilables aux différentes espèces d'éléments histologiques. S'il y a digestion intra-cellulaire, celle-ci doit s'opérer par l'action d'un principe digestif, spécial à chaque cellule, d'une diastase ; or, il a été constaté dans la plupart des tissus qu'ils renferment une diastase particulière. D'autre part, le Professeur A. Gautier a démontré expérimentalement que, dans le tissu musculaire, il s'opère une digestion intra-cellulaire caractérisée par la présence de produits digérés. Nous ajouterons que le Dr Lépine a démontré aussi que, dans l'intérieur des globules du sang, il s'effectue également une digestion intra-cellulaire.

Nous poserons donc une seconde conclusion que :

Dans tout élément histologique il s'opère, par l'action d'une diastase spéciale, une digestion intra-cellulaire ayant pour but de rendre assimilables les principes nutritifs fournis par le sang.

Désassimilation. — Tout organe qui fonctionne désassimile et nous pouvons poser en principe que la quantité désassimilée est proportionnelle à l'activité fonctionnelle. Nous savons que l'urine, par sa composition, représente, avec une exactitude très approchée, la marche de ce phénomène. C'est

(1) Les Phosphates, page 257.

donc par l'analyse de l'urine que nous pouvons apprécier le mouvement de désassimilation.

Le point particulièrement important que nous voulons faire ressortir ici, c'est que : *parmi les produits de la désassimilation des tissus il existe normalement dans l'urine, mais en petite quantité seulement dans les états physiologiques des tissus, des poisons dont quelques-uns, parfaitement définis et de nature alcaloïdique portent le nom générique de* LEUCOMAÏNES, *tandis que d'autres, encore inconnus, sont englobés dans l'expression générique de* TOXINES.

Quand les organes excréteurs fonctionnent normalement, tous ces poisons, éliminés régulièrement, sont sans action sur l'organisme. Il en est tout autrement, lorsque leur élimination s'accomplit d'une façon imparfaite et qu'ils séjournent trop longtemps dans l'économie.

Des différents modes de perversion nutritive.

Maladies qui en dérivent.

Quand on envisage la nutrition dans l'élément anatomique, on constate qu'elle ne peut être modifiée que de trois manières : elle peut être *exagérée* ; ou bien elle est *abaissée* ; ou enfin elle peut être *altérée.*

Nutrition exagérée.

Pendant la croissance, l'exagération nutritive histologique répond à un besoin physiologique nécessité par une prolifération cellulaire abondante, à cause du développement des tissus. En dehors de ces cas, l'exagération nutritive cellulaire généralisée est un phénomène exceptionnel qui rentre dans les cas tératologiques.

L'exagération nutritive localisée donne naissance à des formations néoplasiques. Ces résultats sont toujours dus à une influence pathologique. Ils ne rentrent pas dans le cadre de cet opuscule.

Nutrition abaissée.

Sous cette dénomination, nous voulons envisager les phénomènes nutritifs anormaux résultant d'une insuffisance de matériaux de constitution.

Nous avons établi, précédemment, que tous les éléments anatomiques des tissus humains, constitués exclusivement de matériaux azotés, renferment aussi des phosphates minéraux dans leur organisation architecturale, aussi bien que dans leur protoplasma vivant ; on n'en a pas tenu compte jusqu'alors bien à tort. Si, comme quantité, ils ne tiennent pas une large place dans la constitution des éléments anatomiques, ils n'en remplissent pas moins une fonction tellement importante qu'on l'a résumée en ces quelques mots : *sans phosphore il n'y a pas d'êtres vivants possibles.*

Dans les graines, les cotylédons, qui accompagnent la jeune plante et doivent lui servir de nourriture dans les premiers jours de sa végétation, sont extrêmement riches en phosphates minéraux.

Les travaux de Ducrest, de Follin, ceux plus récents de M. Dastre ont démontré que lorsque la femme ou un animal quelconque sont fécondés, les phosphates disparaissent des urines jusque entre le 5e et le 6e mois ; que, pendant ce même temps, les os du bassin et les plaques de chorion des fœtus se garnissent de concrétions ostéophytes ; que celles-ci disparaissent à partir du 6e mois.

Nous pouvons donc dire que : *les phosphates remplissent un rôle si important dans tous les actes de création vitale, que la nature prévoyante forme des réserves phosphatiques, quand elle a besoin, à bref délai, de subvenir à des dépenses extraordinaires.*

La composition de l'urine exprimant le mouvement nutritif de l'organisme dans sa masse, les physiologistes de divers pays, par leurs travaux individuels, sont arrivés à ce résultat concordant : *que, dans l'état normal, le rapport entre l'azote et l'acide phosphorique éliminés est de 8 à 1.*

Si dans notre ouvrage — Les Phosphates (1) — on consulte le tableau de l'analyse des aliments, on voit que, dans la

(1) Page 311.

viande la plus riche, le rapport entre l'azote et l'acide phosphorique est de 12 à 1. Dans une viande de qualité tout à fait inférieure le rapport trouvé est de 67 à 1.

L'alimentation exclusivement carnée fournit donc une proportion de phosphates minéraux inférieure aux besoins physiologiques normaux. Les aliments végétaux sont moins riches en principes azotés ; mais la quantité proportionnelle de phosphates est plus élevée.

L'alimentation carnée, considérée à tort, comme la plus parfaite, est préférée dans les classes aisées et riches ; tandis que l'alimentation végétale tient une large place dans la classe ouvrière. Or, les classes aisées et riches sont celles parmi lesquelles on s'adonne de préférence aux travaux intellectuels (Sciences, Arts, Industrie, Finances, Commerce, etc.), celles chez lesquelles le système nerveux est le plus fréquemment surmené de toutes les manières, c'est-à-dire celles qui désassimilent une plus grande quantité de phosphates. Alors, par une anomalie singulière, c'est dans l'alimentation carnée en usage qu'ils en trouvent le moins. Nous allons voir que cette insuffisance phosphatée alimentaire se traduit par des maladies différentes selon les âges et les besoins physiologiques spéciaux.

Enfance. — Dans l'enfance, en y comprenant la vie intra-utérine, le besoin physiologique prédominant c'est la formation de la charpente osseuse, dont le phosphate de chaux est le principe minéralisateur presque exclusif. Nous avons vu plus haut que la nature prévoyante forme dans le bassin de la mère des réserves phosphatées calcaires pour les employer en temps utile. Comme ce sont les phosphates urinaires qui, résorbés, servent à cette formation, on peut donc prévoir que la quantité sera correspondante à celle désassimilée. Or, comme l'alimentation carnée est faiblement phosphatée, il peut donc arriver que chez la jeune mère, la réserve phosphatique soit trop faible et insuffisante pour le fœtus. Dans ce cas, tantôt la mère elle-même cédera à son enfant tout le phosphate de chaux nécessaire pris à sa propre charpente ; alors la mère deviendra *ostéomalacique* et l'enfant pourra ne pas l'être. Dans d'autres cas, la mère ne pourvoira que très incomplètement aux besoins de l'enfant, la mère et l'enfant seront alors ostéomalaciques. Or, n'est-ce pas dans les familles riches que l'on rencontre ces cas, le plus fréquemment ; n'est-ce pas à leurs enfants qu'il est plus souvent nécessaire de donner des préparations de phosphate de chaux.

Adolescence. — Dans l'adolescence, le phénomène physiologique prédominant, c'est la croissance. Tous les tissus, aussi bien que la charpente osseuse, subissent un accroissement rapide par une prolifération cellulaire très abondante. C'est la substance des globules du sang, après leur dissociation, qui fournit, comme nous l'avons démontré, tous les matériaux azotés et phosphatés, à chaque espèce de tissu.

Pendant toute cette période, il est donc fait une dépense considérable de globules hématiques dont le phosphate de fer est le principe minéral prédominant. Il faut donc que le sujet trouve dans son alimentation du phosphate de fer en quantité suffisante pour fournir le support minéral nécessaire à la genèse et au développement complet de nombreux globules de sang. A la rigueur, l'organisme peut fabriquer le phosphate de fer dont il a besoin, au moyen de l'oxyde d'un ferrugineux quelconque ; mais à la condition qu'il sera apporté, d'autre part, des phosphates alcalins en abondance pour fournir l'acide phosphorique nécessaire. Or, si l'on examine le tableau de la distribution phosphatée dans nos aliments principaux, on constate que le phosphate de fer, de même que les phosphates alcalins, se trouvent en quantité insuffisante dans la chair des animaux et que les aliments végétaux en sont la plupart beaucoup plus riches.

Il résulte donc de ces faits, que : d'une part, l'organisme, pendant la croissance, fait une dépense considérable de globules hématiques ; que, d'autre part, dans les classes où l'alimentation est fortement carnée, c'est-à-dire dans les classes aisées, il ne lui est pas fourni une quantité de phosphate de fer suffisante pour favoriser la genèse d'une quantité de globules correspondante à celle détruite ; comme conséquence, il y a *hypoglobulie*, c'est-à-dire *anémie*. N'est-ce pas ce que l'on observe ?

L'enseignement officiel dans les Facultés, malgré les démentis quotidiens infligés par les insuccès cliniques, continue à affirmer que l'anémie est produite par le manque d'une petite quantité de fer dans le sang (1 gr. 50 au maximum). Les ferrugineux ont été administrés sous toutes les formes imaginables et en quantités énormes et l'anémie progresse toujours dans les classes élevées. Il n'y a qu'un ferrugineux physiologique, le phosphate de fer, et c'est de beaucoup le moins employé à cause de son insolubilité que l'on considère comme une cause d'inassimilabilité.

Malgré cela, l'anémie finit toujours par disparaître, même spontanément, les tissus arrivent à compléter leur provision phosphatée architecturale ; mais la réserve phosphatée protoplasmique vitale stimulante est extrêmement faible ; aussi, allons-nous voir les anémiques de l'adolescence devenir les nerveux de l'âge adulte.

Age adulte. — Dans l'âge adulte l'homme travaille : pour les uns, le travail est musculaire ; pour les autres, il est cérébral. Le travail musculaire ne provoque de maladies relevant de l'alimentation, que quand celle-ci est insuffisante ou de mauvaise qualité ; la thérapeutique n'a pas à intervenir dans ces cas.

Dans la catégorie des travailleurs cérébraux doivent prendre place les oisifs qui, par les plaisirs, les passions, etc., etc., soumettent fréquemment leurs organes nerveux à un surmenage quelquefois excessif.

Byasson a démontré : 1° *Que dans le travail musculaire, comme dans le travail cérébral, la quantité d'azote éliminée est à peu près constante et égale* ;

2° *Que dans le travail cérébral la quantité de phosphates éliminés est à très peu près double de celle qu'occasionne le travail musculaire.*

Si dans les conditions normales de santé, le rapport entre l'azote et l'acide phosphorique éliminés est de 8 à 1 ; à la suite de surmenage nerveux, que ce soit travail ou plaisir, il peut descendre de 7, de 6 et même de 5 à 1. D'autre part, il y a longtemps que les cliniciens ont constaté que la phosphaturie urinaire est toujours un symptôme sérieux d'affection nerveuse. L'analyse chimique et l'observation clinique fournissent donc des indications concordantes.

L'âpreté de la lutte pour la vie de plus en plus intense d'une part, la soif des plaisirs et des jouissances qui s'accroît de plus en plus dans notre société actuelle, ont pour effet d'augmenter toujours la dépense phosphatée quotidienne. D'autre part, l'alimentation carnée la plus riche par son rapport de 12 à 1 entre l'azote et l'acide phosphorique, déjà tout à fait insuffisamment minéralisée, tend à s'affaiblir encore par les procédés d'engraissement rapide employés pour les animaux de boucherie et les cultures forcées des légumes. Donc, dépenses phosphatées tendant à croître continuellement d'une part et, d'autre part, recettes allant s'affaiblissant de plus en plus, telle est la cause fondamentale des *Maladies nerveuses* et de leur fréquence de plus en plus grande dans les classes supérieures de notre société moderne.

Nutrition altérée.

Nous attribuons à la nutrition altérée les états nombreux et variés que le professeur Bouchard a réunis, il y a plus de 16 ans déjà, sous la dénomination générale de maladies par ralentissement de la nutrition. Depuis cette époque d'importantes découvertes ont été faites ; elles permettent aujourd'hui d'apprécier avec une grande précision la nature des phénomènes qui s'accomplissent et les modifications qui en découlent. Nous allons voir qu'ils résultent de digestions défectueuses.

Les principes nutritifs avant d'être assimilés doivent subir trois digestions successives :

1° Digestion gastro-intestinale ayant pour but de séparer et de solubiliser les principes nutritifs contenus dans les aliments.

2° Digestion intra-hématique globulaire facilitant l'intégration dans les globules du sang des matériaux alimentaires qu'ils iront distribuer ensuite à tous les tissus.

3° Digestion intra-cellulaire ayant pour effet de rendre assimilables les éléments résultant de la dissociation des globules hématiques.

L'existence d'une digestion dans les globules du sang est démontrée par les travaux du Dr Lépine ; celle qui s'effectue dans l'intérieur des éléments anatomiques musculaires a été établie par le professeur A. Gautier. Enfin, des diastases, agents de ces digestions, ont été isolées.

Les modifications normales que subissent les matières albuminoïdes sous l'influence du travail physiologique de désassimilation donnent naissance à des alcaloïdes toxiques, appelés *Leucomaïnes* par M. A. Gautier, pour les différencier des alcaloïdes microbiens de la putréfaction dénommés *Ptomaïnes* par Selmi. Le chimiste anglais Griffiths a déjà isolé un certain nombre d'espèces de ces leucomaïnes et leurs propriétés toxiques ont été nettement établies par l'expérimentation. A côté de ces poisons définis, il en existe d'autres peu connus, encore impossibles à isoler et à étudier quant à présent ; on les considère comme des matières albuminoïdes altérées et on les englobe sous l'expression générique de *toxines*. La quantité de ces poisons divers est excessivement faible dans les conditions normales de santé et leur élimination s'effectuant facilement, ils ne peuvent très probablement exercer aucune action nocive.

Les trois digestions que nous avons signalées peuvent être troublées sous l'influence de causes nombreuses, parfois même des plus légères. Nous savons en effet, par expérience, que la digestion gastro-intestinale peut être très facilement altérée ; il en est de même des deux autres digestions intracellulaires, parce que les diastases qui effectuent ces digestions exigent des conditions spéciales constantes pour fonctionner normalement et que toute modification dans une seule d'entre elles en altère l'action régulière. Or, les travaux récents du professeur Bouchard et de ses élèves ont établi que les digestions anormales des albuminoïdes, de même que la désassimilation cellulaire, sous l'influence d'actions pathologiques, intoxicantes et autres, augmentent considérablement la production des agents toxiques, dont un certain nombre ont une action pyrétogène bien marquée.

Par une étude sommaire des trois digestions, il sera facile de démontrer l'exactitude des faits que nous avançons.

Digestion gastro-intestinale. — L'appareil digestif humain, par la cavité buccale, est en communication directe avec le monde extérieur ; tous les germes microbiens peuvent y pénétrer sans difficulté. Aussi, la bouche et les intestins sont-ils peuplés d'une foule d'espèces microbiennes qui peuvent se multiplier avec la plus grande facilité, dans des conditions peu connues encore, mais facilement réalisables, certainement, lorsque, par une influence quelconque, la digestion vient à être modifiée. Ces microbes, en se développant, donnent naissance à des ptomaïnes ; ils entravent aussi l'action des ferments physiologiques et, en modifiant la digestion des albuminoïdes, ils augmentent, dans de notables proportions, la formation des leucomaïnes et des toxines. Il est démontré aujourd'hui que l'altération de la digestion gastro-intestinale, sous l'action des causes les plus variées, est extrêmement fréquente. *Nous faisons donc, beaucoup plus souvent qu'on ne le croit, de l'auto-intoxication par le mauvais fonctionnement de notre appareil digestif.*

Les principes nutritifs de cette première digestion, parfois souillés de substances toxiques et souvent aussi incomplètement digérés, introduits dans le sang, doivent servir à la nutrition et à la genèse des globules sanguins.

Digestions intra-cellulaires. — Que les éléments cellulaires soient groupés en colonies fédératives, comme dans nos tissus; ou qu'ils vivent isolément comme les globules du sang, les ferments, les microbes, les phénomènes nutritifs intra-cellulaires s'accomplissent d'une manière identique, les preuves en sont faites aujourd'hui.

Les ferments et les microbes jouissent de propriétés physiologiques ou pathologiques dont l'intensité que l'on peut mesurer est en rapport avec leur énergie vitale. Chez eux, l'accomplissement normal des phénomènes digestifs et vitaux exige des conditions bien déterminées et constantes. De nombreuses expériences ont démontré que toute modification dans l'une de ces conditions, qu'elle soit d'ordre physiologique comme une variation dans la composition des milieux, d'ordre physique par un changement de température, de lumière, d'ordre chimique par la présence d'une substance toxique, etc., altère la nutrition intra-cellulaire et abaisse l'énergie vitale ; changements que l'on constate par les variations de leurs propriétés.

Si les digestions intra-cellulaires des éléments histologiques des tissus humains paraissent moins sensibles aux influences résultant des modifications peu importantes dans la composition des milieux physiologiques, ou des variations de température ; s'il est difficile de constater ces altérations digestives ; il serait inexact de croire qu'ils y sont indifférents.

Digestion intra-hématique. — Le sang reçoit les principes nutritifs alimentaires provenant de la digestion gastro-intestinale ; mais, avant de les distribuer aux tissus, il leur fait subir une digestion intra-cellulaire dans les globules hématiques, à la genèse et au développement desquels ils doivent d'abord servir. Or, si la digestion gastro-intestinale est altérée, elle fournit au sang des matériaux imparfaitement préparés et des toxines de même origine qui viennent altérer la digestion intra-hématique globulaire et contribuer à une nouvelle création de toxines. Leur nutrition étant altérée, ils peuvent ne pas acquérir leur développement normal ; leur hémoglobine est imparfaitement élaborée et leur capacité absorbante pour l'oxygène diminuée ; autant de modifications qui auront sur tout l'organisme un retentissement profond. De plus, elle se traduira par un changement dans la coloration de ces hématies.

Digestion intra-cellulaire. — Les principes albuminoïdes nutritifs fournis aux tissus proviennent de la dissociation des globules hématiques ; ils pénètrent par osmose dans les éléments anatomiques. Ils sont les mêmes pour tous les tissus. Dans ces nouveaux milieux, ils doivent subir une troisième digestion, afin d'être rendus assimilables aux éléments anatomiques spéciaux de chaque tissu. Mais alors, si la digestion intra-hématique a été altérée : si les produits constitutifs des globules ont subi une élaboration imparfaite, ils fournissent aux éléments anatomiques des matériaux plus difficilement digestibles et souillés de produits toxiques qui vont encore entraver la dernière digestion intra-cellulaire et contribuer à la production de nouvelles leucomaïnes et de toxines en plus grande quantité. Avec ces produits mal élaborés, l'assimilation est imparfaite, l'usure fonctionnelle est incomplètement comblée ; comme conséquence, il y a affaiblissement de l'énergie vitale et souvent aussi de l'amaigrissement.

Cet état constitue ce que les cliniciens appelaient autrefois la *misère physiologique* ; il crée une prédisposition spéciale à contracter toutes les maladies infectieuses.

Quelques causes d'altérations nutritives.— Nous nous sommes appliqué à faire ressortir les perversions digestives intestinales comme causes d'altération de la nutrition histologique ; parce qu'elles sont beaucoup plus fréquentes qu'on ne le croit et que l'attention est à peine encore éveillée sur elles, malgré les travaux déjà nombreux et remarquables sortis du laboratoire du Professeur Bouchard.

Les causes d'altérations nutritives sont extrêmement nombreuses ; nous ne pouvons ici ni les rechercher, ni les examiner toutes ; nous nous bornerons à en citer quelques-unes parmi les plus importantes.

Nous rappellerons que, dans l'arthritisme (goutte, rhumatismes, etc.), l'acide urique accumulé est un poison des éléments anatomiques donnant naissance à un état constitutionnel permanent transmissible par hérédité. Nous signalerons l'alcoolisme dont l'influence désastreuse sur la descendance, déjà bien connue cliniquement, a été encore mise en évidence par le Dr Mairet de Montpellier au moyen de l'expérimentation sur des chiens.

Au moment où les sérums subissent une nouvelle poussée d'engouement comme agents thérapeutiques à opposer aux infections microbiennes, après la publicité donnée au succès des sérums antidiphtéritiques de Behring et de Roux ; alors que, malgré la chute lamentable de la tuberculine de Koch, on tend à la remettre en vogue comme moyen propre à déceler les tuberculoses encore latentes ; quand on nous signale les merveilles du sérum antiérysipélateux de Marmoreck ; nous devons appeler tout spécialement l'attention sur les travaux des Drs Charrin et Gley, qui, depuis plus d'une année, se sont appliqués à démontrer, devant la Société de Biologie, par l'expérimentation sur de nombreux animaux que, les infectés tuberculeux, syphilitiques et autres, que les toxines, que les sécrétions bactériennes introduites directement par les expérimentateurs, ou après passage dans le sang d'autres animaux comme les sérums antidiphtéritiques, antiérysipélateux, etc., produisent une altération considérable de la nutrition histologique des sujets infectés, ou traités, qui se traduit dans la descendance tantôt par une mortalité excessive, ou par une dégénérescence profonde.

Altérations nutritives mixtes.

Les trois modes de troubles nutritifs précédents ne se rencontrent pas toujours seuls chez les malades ; il en existe souvent deux agissant simultanément. Les cas de beaucoup les plus fréquents que l'on rencontre sont : d'une part, la nutrition abaissée par suite de l'insuffisance phosphatée alimentaire ; d'autre part, l'altération nutritive histologique acquise, ou transmise héréditairement et masquée sous la forme de lymphatisme dans l'enfance, mais modifiant si profondément certaines maladies que l'on est obligé d'en faire des espèces nouvelles. De plus, elle provoque des insuccès thérapeutiques là ou la physiologie appuyée par l'analyse chimique faisait espérer des succès certains.

Ainsi, chez l'enfant, à côté de l'*ostéomalacie* caractérisée par l'insuffisance phosphatée calcaire, nous avons le *rachitisme* présentant la même insuffisance minérale. Dans le premier cas un lait fortement phosphaté a rapidement raison de cet état. Dans le rachitisme le résultat est toujours nul ; la nutrition des cellules osseuses étant altérée, le phosphate de chaux n'est pas assimilé ; on ne peut l'obtenir qu'en redressant simultanément la digestion histologique.

Chez les adolescents, à côté de l'*anémie* tributaire des phosphates hématiques et rapidement amendée par leur usage, nous avons la *chlorose* greffée sur une constitution à nutrition altérée (lymphatisme, etc.) chez laquelle les mêmes phosphates indiqués restent sans effets. Dans ces cas on n'arrive à donner aux phosphates hématiques leur action curative qu'à la condition d'agir en même temps sur la nutrition histologique altérée.

Chez les adultes atteints d'affections nerveuses, les états diathésiques goutteux, rhumatismaux, cancéreux, etc., les intoxications alcooliques, saturnines, morphiniques, etc., qui provoquent l'altération nutritive histologique, ainsi que nous l'avons établi précédemment, sont causes aggravantes de ces affections et les conduisent à la lésion incurable.

Conclusions.

Nos études ayant pour but de faire ressortir des indications précises en vue de leur application à la thérapeutique, nous en tirerons les conclusions suivantes :

Deux modes d'altération nutritive sont à considérer spécialement au point de vue de la thérapeutique générale.

1° La *nutrition abaissée* a pour cause une insuffisance phosphatée alimentaire en général et phosphatée ferrugineuse en particulier. L'objet de la thérapeutique est donc de parer à cette insuffisance phosphatée nutritive ;

2° La nutrition altérée a pour cause une intoxication de l'élément anatomique d'origine endogénique ou exogénique, autogénique ou hétérogénique. Ces poisons sont : les uns définis, alcaloïdiques (*ptomaïnes-leucomaïnes*), les autres indéfinis de nature albuminoïdique (*toxalbumines, toxines*).

L'objet de la thérapeutique doit donc consister à détruire ou annihiler ces poisons. Deux agents thérapeutiques puissants peuvent donner ces résultats ; L'*Iode métalloïde* extrêmement diffusible qui exerce une action antiseptique et antitoxique énergique sur tout l'organisme et l'*Or* qui jouit de propriétés semblables et égales, mais concentre son action sur le système nerveux. Nous indiquerons plus loin les formes thérapeutiques les plus perfectionnées qui permettent l'emploi de ces deux agents avec une innocuité complète, quelle que soit la durée du traitement, et à des doses proportionnées aux effets thérapeutiques à obtenir.

3° Il est des cas, les plus nombreux peut-être, où les deux modes d'altérations nutritives : *nutrition abaissée* et *nutrition altérée*, coexistent simultanément et sont, pour ainsi dire, enchevêtrés les uns dans les autres. Les succès curatifs ne seront possibles que quand on en tiendra compte ; on en trouvera les indications spéciales au mémorial thérapeutique.

DEUXIÈME PARTIE

Anémie.

L'anémie est une maladie par *nutrition abaissée*. Elle est presque exclusive à l'adolescence, aux jeunes filles et aux jeunes femmes surtout ; de plus, elle est beaucoup plus fréquente dans les classes aisées et riches des villes ; chez lesquelles cependant l'alimentation est plus riche et plus soignée.

Jusqu'à ce jour on n'a attaché à l'anémie qu'une très médiocre importance, parce qu'elle finit toujours par guérir seule. Contrairement à cette indifférence générale, nous allons établir que l'anémie doit être envisagée très sérieusement, car de sa guérison dépend la santé dans l'avenir et la vigueur dans la descendance. Quelles sont les suites de l'anémie telle qu'elle est soignée aujourd'hui ? Les femmes affaiblies, dont le nombre augmente chaque jour, ne peuvent plus remplir complètement les devoirs de la maternité. Les enfants débiles sont gorgés d'huile de foie de morue ; et suivant le vieil aphorisme de l'école de Salerne : *Mens sana in corpore sano*, on observe chez ces sujets affaiblis la paresse intellectuelle ; ils n'ont aucune initiative pour des entreprises hardies. Que l'on compare la vigueur de la race Française dans son élite à celle des races Anglo-Saxonnes on y trouvera matière à de bien pénibles réflexions patriotiques au sujet de l'avenir de la nation Française. Nous avons la conviction qu'il est facile d'enrayer cette décadence ; elle n'est pas inéluctable.

On a dit, il y a plus d'un siècle de cela, que le sang d'un anémique contient moins de fer que celui du sang d'un homme en bonne santé ; la différence trouvée a été de 1 gr. 50 au maximum pour la totalité du sang. On a conclu que, pour guérir l'anémie, il suffisait de rendre au sang la petite quantité de fer qui lui manque. Or, tous les ferrugineux imaginables ont été expérimentés tour à tour ; les malades en ont pris par centaines de grammes et le gramme et demi manquant n'a pas été récupéré. On dit aujourd'hui que le fer ne guérit pas l'anémie, mais on continue quand même à l'employer. Pour nous, la conclusion logique a été que, dans l'anémie, il manque autre chose de plus qu'un peu de fer dans le sang, puisque le fer seul ne peut la guérir, sous quelque forme qu'on l'ait employé.

C'est ce quelque chose qui manque au sang d'un anémique que nos travaux ont eu pour but de déterminer.

Par l'analyse chimique nous avons démontré que : *Le fer existe dans les globules du sang à l'état de phosphate et seulement sous cette forme.*

L'analyse comparative du sang artériel et du sang veineux pris simultanément sur un même animal adulte (bœuf) nous a donné les résultats suivants :

Le sang artériel, riche en phosphate de fer, ne renferme pas de fer non phosphaté.

Le sang veineux, moins riche en phosphate de fer, renferme en outre de l'oxyde de fer non phosphaté. Si l'on envisage le fer seul, sans tenir compte de son mode de combinaison, on constate que le sang veineux en est plus riche que le sang artériel.

Ayant analysé les principaux tissus, nous avons démontré que tous renferment des phosphates minéraux qui leur sont intimement unis. Les phosphates physiologiques, au nombre de cinq, à savoir : de potasse, de soude, de chaux, de magnésie et de fer se rencontrent en quantité plus ou moins grande dans tous les tissus ; mais chacun d'eux est prédominant dans chacun des tissus des principaux grands systèmes organiques. Ainsi, le phosphate de potasse prédomine dans tous les tissus nerveux ; le phosphate de chaux dans les os ; le phosphate de magnésie dans les muscles, mais accompagné d'une notable proportion de phosphate de soude ; ce phosphate de soude est le phosphate essentiel du plasma sanguin et le phosphate de fer se trouve dans les globules en quantité 12 fois plus considérable que les autres phosphates réunis. *Le phosphate de fer se rencontre en notable proportion dans tous les tissus des animaux jeunes ; tandis que ce sont les phosphates terreux qui se rencontrent dans tous les tissus des animaux âgés.*

La somme totale des phosphates minéraux existant dans chaque tissu est proportionnelle à l'activité fonctionnelle de chaque système organique. En conséquence le système nerveux est le plus riche en phosphates. Si le phosphate de chaux dans les os semble faire exception à cette loi, c'est que dans ce système il remplit une fonction passive de sustentation et de durcissement.

Dans les tissus, les phosphates minéraux remplissent une double fonction :

A L'ÉTAT STATIQUE, *une partie des phosphates minéraux, constante, sert de support architectural aux éléments histologiques ; ils contribuent à leur donner leurs qualités physiques.* Ils ne peuvent en être séparés que par la destruction de ces éléments organisés.

A L'ÉTAT DYNAMIQUE, *l'autre partie des phosphates, variable, joue le rôle de stimulant vital des éléments anatomiques.*

On admet que c'est l'albumine du plasma qui sert à la nutrition des éléments anatomiques de tous les tissus. Avec cette hypothèse on ne peut expliquer la cause de l'anémie ; on constate bien la diminution du nombre des globules, celle du fer ; mais on ne peut en donner aucune raison scientifique.

Partant des faits suivants établis par l'analyse chimique : que le fer existe dans les globules à l'état de phosphate, que le sang artériel est plus riche en phosphate de fer que le sang veineux ; que le phosphate de fer est abondant dans les tissus jeunes en voie d'accroissement, nous avons conclu : *que ce sont les globules du sang qui servent à la nutrition des tissus.*

D'autre part, ayant observé : que le sang veineux renferme de l'oxyde de fer non phosphaté ; que le fer contenu dans les fèces ne se trouve pas à l'état de phosphate nous avons eu la preuve que : *des deux composants du phosphate de fer hématique, son acide phosphorique seul sert à la nutrition histologique ; tandis que l'oxyde de fer est éliminé.* Nous avons ainsi la raison pourquoi les ferrugineux ne guérissent pas l'anémie.

L'anémie prend donc naissance quand l'organisme détruit une plus grande quantité de globules qu'il n'en peut produire.

L'organisme ne forme pas une quantité de globules correspondante à sa dépense, parce qu'il ne trouve pas dans l'alimentation carnée une quantité suffisante de phosphate de fer ; celui-ci ayant été enlevé par la saignée préalable. Les autres phosphates s'y trouvent en quantité insuffisante également. Ceci explique pourquoi l'anémie sévit de préférence dans les classes aisées et riches des villes dont l'alimentation est presqu'exclusivement azotée.

Les parties vertes des plantes sont assez riches en phosphate de fer, les graines sont riches en phosphates alcalins ; ceci explique pourquoi l'anémie est moins fréquente dans les classes ouvrières des villes et des campagnes où l'alimentation végétale tient une large place.

Traitement. — Les déductions pratiques qui résultent de ce qui précède sont les suivantes :

1° *Il n'y a qu'un ferrugineux qui soit apte à guérir l'anémie ; c'est le phosphate de fer, et il a été toujours de beaucoup le moins employé à cause de son insolubilité dans l'eau.*

2° *L'emploi du phosphate de fer a pour but de fournir à l'organisme la quantité nécessaire qu'il ne trouve pas dans ses aliments carnés.*

3° *Le phosphate de fer étant complémentaire de l'alimentation, il doit être administré aussi longtemps que dure la croissance et pendant toute la durée des fonctions maternelles (grossesse et allaitement).*

4° *Le phosphate de fer hématique Michel qui renferme le phosphate des globules et celui du plasma solubilisé et en poudre neutre est le seul assimilable, parce qu'il reste soluble et inaltéré dans tout milieu acide ou alcalin.* (Voir mémorial thérapeutique, *Anémie.*)

Chlorose.

La chlorose est une anémie vraie greffée sur des sujets à nutrition altérée (lymphatisme, etc.). Elle doit être l'objet de la plus sérieuse attention, parce qu'elle offre un terrain admirablement préparé à l'infection tuberculeuse.

Si dans la chlorose la médication phosphatée ferrugineuse physiologiquement indiquée échoue, comme toutes les autres médications, d'ailleurs, cela tient à ce que la nutrition histologique altérée fait obstacle à la reconstitution de ces mêmes éléments.

Détruire les poisons qui favorisent et perpétuent l'altération nutritive au moyen de l'iode métalloïde à dose progressive doit être la base du traitement de la chlorose. C'est par son concours seulement que la médication ferrugineuse phosphatée devient postérieurement efficace. (Voir *Chlorose* au mémorial thérapeutique.)

Maladies nerveuses.

Les maladies nerveuses appartiennent à la classe des maladies par *nutrition abaissée* ; mais dans de nombreux cas il y a complication par l'*altération nutritive* histologique. Nous citerons l'épilepsie qui, dans l'enfance et dans l'adolescence résulte d'altération nutritive transmise par hérédité ; tandis que dans l'âge adulte, l'altération nutritive peut être acquise et consécutive à l'alcoolisme, à une diathèse ou à une intoxication quelconque. Dans l'adolescence et les premières années de l'âge adulte les troubles nerveux, surtout chez les femmes, appartiennent à la *nutrition abaissée* seule et sont le plus souvent consécutives à l'anémie. A partir de la seconde période de l'âge adulte les troubles nerveux, neurasthéniques d'abord et sans lésion (*sine materia*), évolueront progressivement et presque toujours vers la lésion, parce qu'il s'y joindra simultanément une altération nutritive histologique qui agira comme cause aggravante.

Sanguis moderator nervorum. Trois mots suffisent à Hippocrate pour donner l'étiologie des maladies nerveuses. Ajoutons-y l'explication donnée par Trousseau :

« N'est-ce pas quelque chose de bien digne de la méditation des physiologistes et de l'attention des praticiens, que cet antagonisme perpétuel entre le sang et les nerfs, entre la prédominance de la force d'assimilation et la prédominance des phénomènes nerveux, antagonisme d'où il résulte que :

« Plus le système sanguin, plus la force plastique ont de développement et d'activité, plus le système nerveux et les actes qui en émanent sont fixes, silencieux, réguliers, coordonnés ; que, réciproquement, plus le système nutritif et les phénomènes végétatifs sont pauvres et languissants, plus la quantité de sang est diminuée, plus ce liquide est dépouillé de ces parties organisables, plus aussi les phénomènes nerveux sont mobiles, exaltés, irréguliers ?

« Mais, dans le premier état, ce silence des phénomènes

nerveux n'est pas faiblesse et impuissance ; car, dans l'organisme la force et la puissance naissent de l'harmonie. Dans le second de ces états, l'exaltation et la mobilité ne sont rien moins que le signe de la force et de la puissance ; car dans l'organisme surtout la faiblesse et l'impuissance naissent du désordre et du défaut d'harmonie. »

Depuis plus d'un demi-siècle que Trousseau a si admirablement commenté l'aphorisme d'Hippocrate, les maladies nerveuses augmentent dans des proportions de plus en plus inquiétantes aujourd'hui. On parle des progrès accomplis dans cette branche de la médecine ? Voici comment ils ont été appréciés dans la première leçon du cours de Pathologie générale (nov. 1895) par le professeur Landouzy : « Les neuropathologistes se sont révélés analystes plus sagaces, chercheurs plus avisés, peintres plus excellents que guérisseurs puissants et ingénieux. » Ce qui veut dire, tout simplement, qu'on ne sait pas encore guérir les maladies nerveuses. La raison en est bien simple ; on n'a pas établi la cause de ces maladies parce qu'il fallait l'intervention de la chimie biologique, que l'on aurait pu accepter s'il n'avait pas fallu prendre le chimiste avec et, pour cette raison, il n'a pas encore été possible d'instituer un traitement thérapeutique rigoureusement scientifique. C'est à combler cette double lacune que nous espérons participer.

Origine des maladies nerveuses. — Nous avons démontré que les éléments anatomiques de tous les tissus renferment des phosphates minéraux distribués de deux manières : une partie immobilisée remplit des fonctions passives architecturales en formant la charpente des éléments ; l'autre partie, mobile, active, est accumulée dans le protoplasma vivant.

Les phosphates sont accumulés dans les tissus jeunes en période d'accroissement et dans les tissus adultes dont l'activité fonctionnelle est la plus puissante. Chez l'homme c'est le tissu nerveux qui est le plus largement approvisionné en phosphates minéraux.

La proportion de ces phosphates variant dans les tissus similaires d'animaux de même espèce et de même âge, c'est sur les phosphates minéraux mobiles du protoplasma vivant que porte cette variation.

L'énergie vitale et l'activité fonctionnelle sont toujours proportionnelles à la richesse phosphatée du protoplasma.

Byasson a démontré, d'autre part, que :

Quel que soit le genre de travail, musculaire ou intellectuel, auquel l'organisme est soumis, la proportion d'azote éliminé est à très peu près la même dans tous les cas ;

A la suite du travail intellectuel, la quantité de phosphates éliminés par la voie urinaire est double de celle résultant du travail musculaire.

Il ressort de l'ensemble des faits qui précèdent que : *les maladies nerveuses ont pour cause fondamentale et pour origine une déphosphatisation exagérée des tissus nerveux.* La phosphaturie urinaire n'est-elle pas considérée dans tous les pays comme un symptôme important des maladies nerveuses ?

Hippocrate d'abord, Trousseau après lui, ont signalé la corrélation qui existe entre l'anémie et les maladies nerveuses, Nous savons, d'autre part, que l'anémie se manifeste surtout chez les jeunes filles pendant la croissance et chez les jeunes femmes pendant l'accomplissement des fonctions maternelles, ou à la suite. Il en résulte donc que les maladies nerveuses résultant de l'anémie sont, pour ainsi dire, l'apanage des jeunes femmes.

Nous avons démontré que ce sont les globules du sang qui servent à la nutrition histologique ; que leur phosphate de fer cède son acide phosphorique aux divers tissus pour former leurs phosphates de constitution. Pendant la période de la croissance, la prolifération cellulaire rapide occasionnée par le développement des tissus détermine une destruction considérable de globules. Pendant l'accomplissement des fonctions maternelles, c'est le développement du fœtus et l'allaitement de l'enfant qui occasionnent cette dépense de globules. Or, l'anémie se produit parce que les aliments ne renferment pas une quantité suffisante de phosphates, en général, et de phosphate de fer en particulier, pour aider à la formation de globules nouveaux en quantité correspondante à la dépense.

En raison de cette insuffisance phosphatée hématique, les éléments anatomiques de tous les tissus sont faiblement approvisionnés en phosphates mobiles vivants protoplasmiques, régulateurs de l'énergie vitale. Dans ces conditions, si le système nerveux des jeunes filles et des jeunes femmes est surmené par une cause quelconque, lecture de romans, veilles, exigence de la vie mondaine, etc., la désassimilation phosphatée nerveuse ne peut pas être comblée par les apports de l'alimentation qui, chez elles, est généralement très faible. De là, résultent des troubles nerveux.

La corrélation entre l'anémie et les maladies nerveuses se trouve scientifiquement démontrée.

Chez les hommes on indique le surmenage cérébral comme cause des maladies nerveuses. La contention d'esprit, le souci des affaires, les veillées prolongées, l'abus des plaisirs, etc., sont autant de causes différentes qui déterminent une désassimilation phosphatée abondante. Nous avons démontré ailleurs que si l'alimentation carnée est idéale au point de vue azoté, elle est tout à fait insuffisante au point de vue phosphaté minéral. En présence d'une dépense phosphatée considérable, d'une part, et d'une recette insuffisante, d'autre part, il y a donc déficit phosphaté qui se traduit par des affections nerveuses.

Ainsi, dans les exemples qui précèdent, absolument dissemblables, cependant, comme causes déterminantes, nous constatons l'unité des effets comme origine des maladies nerveuses.

Evolution des maladies nerveuses.

Les maladies nerveuses, si nombreuses et si variées, forment deux grandes classes : les maladies nerveuses sans lésions qui sont certainement curables, et les maladies nerveuses avec lésions qui, par ce fait même, sont devenues, le plus souvent, incurables.

Les maladies nerveuses avec lésions ne se produisent pas d'emblée. Dans le plus grand nombre des cas elles mettent des mois, quelquefois des années avant d'arriver à cet état. Si la science est impuissante devant la maladie arrivée à ce degré ; comme elle peut le prévoir, il n'est pas impossible de faire obstacle à sa marche fatale et de l'enrayer à ses débuts. En effet, pendant un temps généralement long on observe des troubles nerveux nombreux et variés (neurasthénie) ; et si l'on se trouve en présence d'un malade dont la nutrition est altérée par une constitution lymphatique, rhumatismale, goutteuse, syphilitique, etc., il y a de très sérieuses présomptions pour que la maladie évolue vers la lésion incurable. En supposant même que rien n'indique une nutrition altérée, n'est-il pas de la plus haute sagesse de supposer le pire et d'agir en conséquence par un traitement énergique, plutôt que d'attendre trop tard, souvent, alors que la déchéance physique et intellectuelle du malade est à craindre.

Traitement des maladies nerveuses.

Nous avons établi la cause fondamentale des maladies nerveuses ; elle résulte d'une dépense phosphatée plus élevée que celle fournie par l'alimentation la plus substantielle, d'où déficit et maladie. Si, partant de là, la méthode de traitement doit avoir pour but et pour effet unique de restituer à l'organisme les principes phosphatés minéraux qu'il ne trouve pas dans son alimentation en quantité correspondante à sa dépense ; dans l'application, si nous ne voulons pas courir à un échec certain, nous aurons à tenir très grand compte du mode nutritif dont dépend la reconstitution nerveuse, de la diversité des causes, de l'âge et du sexe des malades.

En 1894, le Dr A. Robin, partant de faits établis dont la découverte ne lui appartient pas, tire des déductions chimico-biologiques de la plus haute fantaisie, à la faveur desquelles il proclame que le glycéro-phosphate de chaux est l'agent curatif par excellence des maladies nerveuses. Deux années se sont écoulées et l'expérimentation la plus large n'a donné que de très maigres résultats. Dumas, Berzelius, Bread, etc., etc., ont bien démontré que ce sont les sels de potasse qui dominent en quantité 36 fois plus importante dans les tissus nerveux ; mais ces chimistes étaient trop petites gens pour que M. Robin ait daigné prendre leurs travaux en considération. Alors, le ballon géant de 1894 n'est plus aujourd'hui qu'une simple bulle de savon. Qu'en présence du peu de succès du sel de chaux, il conseille aujourd'hui une salade russe dans laquelle il fait entrer tous les glycérophosphates passés présents et avenir, le résultat sera le même parce qu'il ne tient pas compte de l'état de nutrition altérée des malades. De plus, les procédés employés pour la préparation des glycérophosphates ne donnent pas tous des produits physiologiques. Les insuccès s'expliquent.

Avec la connaissance que nous avons aujourd'hui de la fréquence de l'altération nutritive chez l'homme ; de l'action désassimilatrice qu'elle exagère et des obstacles qu'elle oppose à la reconstitution histologique, on s'explique les difficultés du traitement des maladies nerveuses, pour arriver à un succès certain. La méthode que nous préconisons est expérimentée depuis plus de 10 ans déjà, avec le concours de médecins amis ; elle a subi les modifications successives imposées par les observations cliniques ; elle a donc subi l'épreuve du temps.

Les agents thérapeutiques que nous conseillons sont de deux ordres, savoir : des adjuvants antiseptiques, l'*Iode* et l'*Or*. Ainsi qu'on le verra plus loin, tous deux ont un pouvoir antiseptique égal dans la proportion de 1 pour 4.000. Ils sont en outre antitoxiques puissants, c'est-à-dire qu'ils forment avec les alcaloïdes toxiques des combinaisons insolubles et inoffensives et qu'ils détruisent toutes les toxines amorphes. De plus, contrairement à tout ce qui est dit et enseigné, l'iode et l'or ne sont pas des altérants nutritifs, mais des stimulants énergiques. Par l'ensemble de ces propriétés ils exercent donc une puissante action régénératrice sur la nutrition altérée ; ils favorisent donc la reconstitution phosphatée. L'emploi simultané de ces deux agents est nécessaire, parce que l'iode, en raison de sa diffusibilité extrême, étend son action à tout l'organisme ; tandis que l'or concentre la sienne sur les cellules nerveuses. Nous pouvons affirmer cependant que, malgré cette action localisée, il ne s'accumule pas et ne produit aucun effet nuisible, même quand son emploi est continué pendant plusieurs années sans interruption.

Les agents curatifs sont des composés de l'acide phosphorique. En première ligne vient l'acide phosphovinique ou éther phosphorique acide qui, combiné à l'oxyde d'or, forme le *Phosphovinate d'or* que nous administrons en solution titrée. L'acide phosphovinique jouissant de propriétés semblables à celles de l'acide phosphoglycérique, nous lui donnons la préférence parce que sa combinaison avec l'or est plus stable,

Puis vient le *Glycérophosphate de potasse*, sel constituant nerveux qui entre dans la composition du *Vin Iodo-phosphaté du Dr Foy* et du *Vin de quinquetum phosphaté*; c'est le meilleur moyen que nous ayons rencontré pour donner de la stabilité à ses solutions. Enfin, le *Phosphate de fer hématique Michel* renfermant les deux phosphates essentiels du sang : phosphate de fer des globules et phosphate de soude du sérum, le tout en une poudre très soluble et neutre. Nous la recommandons comme curatif de l'anémie et préventif des maladies nerveuses. Dans les *Pilules iodées du Dr Foy*, qui permettent de faire prendre l'iode à dose progressive, nous avons reconnu la nécessité d'associer des traces de Phosphate de fer (4 milligr.) qui favorise la genèse et la reconstitution des globules sanguins.

On trouvera, au mémorial thérapeutique, le mode d'emploi de ces divers agents dans chacune des formes principales des maladies nerveuses.

Lymphatisme.

Le lymphatisme est la constitution la plus commune chez les enfants dans toutes les classes de la société actuelle. Dans les classes pauvres le lymphatisme est souvent le résultat de mauvaises conditions hygiéniques ; il est le plus ordinairement, dans toutes les classes, l'expression commune de la transmission héréditaire aux enfants, dans un mode unique, des constitutions altérées des parents.

Le lymphatisme appartient à la classe des maladies par nutrition altérée. De même que celle-ci présente de nombreux degrés, de même aussi le lymphatisme offre de nombreuses modalités.

La constitution lymphatique est un terrain admirablement préparé à toutes les infections microbiennes ; c'est pourquoi elles sont si nombreuses chez les enfants. Donc, chercher dès le premier âge à corriger la constitution de l'enfant, à redresser sa nutrition ; c'est le préserver de nombreuses maladies infectieuses et c'est aussi faire obstacle à l'évolution vers les maladies chroniques dans l'âge adulte.

L'enfant, on l'a dit avec raison, est un terrain vierge que

l'on peut modifier et transformer; chez lequel il n'y a, le plus souvent, pas de faits accomplis, c'est-à-dire que les tares transmises par l'hérédité n'ont généralement pas encore produit d'altérations profondes et incurables.

Traitement. — On observe que les enfants lymphatiques ont le plus souvent l'appétit irrégulier, capricieux, généralement faible. On a cru, jusqu'à ce jour, qu'il suffisait d'exciter et d'augmenter cet appétit pour corriger le lymphatisme; les résultats n'ont pas confirmé cette opinion.

Les préparations les plus fréquemment administrées aux enfants pour corriger le lymphatisme sont : le *sirop antiscorbutique*, l'*huile de foie de morue*, le *sirop d'iodure de fer*.

Rappelons que, dans la nutrition altérée, le digestion intracellulaire donne naissance à des poisons alcaloïdiques définis (leucomaïnes) et à des poisons indéterminés (toxines) qui font obstacle à l'assimilation histologique, d'une part, et activent la désassimilation fonctionnelle, d'autre part ; le tout se traduisant par un abaissement proportionnel de l'énergie vitale. Ces poisons de la digestion intra-cellulaire continuent à se produire, lorsque la cause première qui a déterminé l'altération nutritive a cessé d'agir ; elles entretiennent ainsi et perpétuent cet état pathologique. C'est donc en neutralisant ces poisons que l'on peut espérer ramener la nutrition histologique dans son mode normal et faire cesser cette désassimilation exagérée.

Le *sirop antiscorbutique*, dont le principe actif est le soufre contenu dans l'essence des crucifères qui servent à le préparer, est un vieux remède qui excite, il est vrai, l'appétit; mais auquel on n'attribue plus de valeur. Si on continue à l'employer, c'est pour honorer sainte Routine.

L'*huile de foie de morue* est le remède le plus employé, nous ajouterons le plus populaire aussi. Elle a été dernièrement l'objet d'une étude remarquable par le professeur A. Gautier et Mourgues. Les produits isolés et étudiés à part nous donnent l'explication de ses propriétés. La morrhuine et l'acide morrhuique qui prédominent lui donnent son action stimulante sur les fonctions digestives gastro-intestinales. L'huile renferme des diastases hépatiques et divers produits biliaires qui favorisent sa digestion. L'iode, le brome, le phosphore sont en proportions trop minimes pour que leur action soit bien marquée. Telles sont, en résumé, les propriétés de l'huile de foie de morue qui, employée depuis plus d'un demi-siècle et en quantité énorme, n'a relevé en rien le niveau de l'énergie vitale de la race Française et n'a préservé les enfants d'aucune des maladies infectieuses spéciales à leur âge.

Le *sirop d'iodure de fer* agit comme un mélange d'oxyde de fer et d'iodure alcalin, éléments dans lesquels il se dédouble au contact des alcalis intestinaux. L'oxyde de fer, sans valeur contre l'anémie (voir ce mot), détermine une constipation opiniâtre. L'iodure alcalin est en quantité trop faible pour exercer une action thérapeutique bien marquée, d'autant plus que la plus grande partie est très rapidement éliminée.

Il ne suffit pas qu'un agent thérapeutique comme ceux que nous venons de citer renferme des principes utiles à l'organisme ; il faut encore qu'ils s'y trouvent en quantité suffisante pour produire la somme des effets nécessaires, c'est-à-dire, dans l'espèce, pour modifier complètement la constitution lymphatique, la transformer, et la ramener au type normal. C'est pourquoi les agents précités n'ont donné que des résultats tout à fait insuffisants au point de vue de la régénération constitutionnelle et qu'ils n'ont exercé aucune action prophylactique des maladies infectieuses.

L'agent curatif spécifique du lymphatisme est l'iode métalloïde en combinaison organique instable, tel qu'il existe dans les *Pilules et le vin iodophosphaté du Dr Foy*. Sous cette forme de combinaison, l'iode extrêmement diffusible pénètre jusque dans l'intérieur des éléments cellulaires ; mis en liberté seulement à la suite de la combustion intra-organique de ce composé iodé il se trouve à l'état naissant en contact immédiat avec les toxines cellulaires et en annule leur action sur la nutrition.

Avec le *Vin* et les *Pilules* du *Dr Foy* nous pouvons graduer la quantité d'iode selon l'âge de l'enfant et l'intensité de l'état lymphatique. Pour les doses voir le mot LYMPHATISME au mémorial thérapeutique.

Phtisie. — Tuberculose.

Il y a quelque 30 ans les cliniciens considéraient la tuberculose comme une *maladie de misère physiologique* et toute la thérapeutique consistait à stimuler les fonctions digestives, afin d'augmenter l'alimentation et à combattre la consomption au moyen de l'huile de foie de morue. Les succès obtenus par cette médication étant rares, la phtisie était considérée comme incurable.

L'inoculabilité de la tuberculose démontrée par Villemin en 1865 ; la découverte par Pasteur des microbes causes des maladies infectieuses et celle par Koch du bacille spécifique de la tuberculose ont définitivement classé cette maladie parmi les infectieuses. On a cherché son agent curatif dans les antiseptiques. Un très grand nombre ont été tour à tour expérimentés ; aujourd'hui il ne reste plus guère que la créosote et son composant le gaïacol qui soient employés. Quoique la phtisie soit considérée maintenant comme curable, le nombre des guérisons complètes n'a pas sensiblement augmenté ; toutefois, l'évolution de la maladie a été souvent retardée par l'usage des antiseptiques et une survie très appréciable a été donnée aux malades.

A l'heure actuelle on cherche dans la sérumthérapie l'antidote de la tuberculose. Y réussira-t-on ? Nous ne le croyons pas, parce qu'on n'envisage qu'une partie de la question.

La tuberculose est une maladie infectieuse dont nous connaissons aujourd'hui le bacille spécifique. Elle est contagieuse, mais dans des conditions toutes spéciales. La pénétration des spores microbiens s'effectue par les organes respiratoires avec localisation au larynx et dans les poumons ; elle s'opère quelquefois aussi par l'appareil digestif, les bacilles étant introduits par le lait ou la chair d'animaux tuberculeux.

Le Dr Straus a démontré que le bacille virulent de la tuberculose existe d'une manière générale à l'intérieur des fosses nasales des individus sains fréquentant les locaux habités par des phtisiques. Alors, malgré l'extrême facilité avec laquelle peut se faire l'infection tuberculeuse par la dissémination des poussières des crachats renfermant des spores microbiens ; malgré la contamination à peu près constante de toutes les personnes vivant auprès des tuberculeux, on observe qu'un nombre relativement restreint, seulement, subit véritablement l'infection. C'est qu'il est nécessaire, pour que celle-ci s'effectue, que l'organisme y ait été préparé par une prédisposition soit native (hérédité), soit acquise. Cette prédisposition, la *misère physiologique* d'autrefois, consiste en un affaiblissement de l'organisme accompagné d'amaigrissement plus ou moins considérable ; elle résulte de troubles nutritifs généraux, c'est-à-dire d'une nutrition histologique altérée se traduisant extérieurement par une décoloration des tissus donnant le facies de l'anémie.

Nous rappellerons que dans la nutrition altérée les éléments anatomiques fabriquent des toxines qui aggravent leur dénutrition. Nous savons, d'autre part, que tous les microbes qui évoluent sécrètent des toxines en quantité considérable, lesquelles, se diffusant à travers tout l'organisme, viennent accroître encore la dénutrition organique et accélérer la consomption.

Enfin, les connaissances acquises aujourd'hui des effets de l'infection établissent d'une manière indiscutable que les malades succombent à l'intoxication produite par l'abondance des poisons microbiens sécrétés.

Ainsi, le bacille de Koch est l'agent spécifique de la tuberculose ; mais l'infection ne se produit que chez les sujets prédisposés, c'est-à-dire affaiblis par une cause quelconque. Elle se produit aussi à la suite d'une affection ayant intéressé le tissu pulmonaire (pneumonie, pleurésie, etc.). Telles sont les causes.

Les effets sont les suivants : les bacilles sécrètent des poisons qui se diffusent dans toute l'économie. Mêlés d'abord au sang, ils pénètrent dans l'intérieur des globules, en altèrent la nutrition intra-cellulaire et les décolorent. Les matériaux résultant de leur dissociation étant altérés, les tissus ne peuvent les utiliser et leur reconstitution est entravée. Ces poisons microbiens sont aussi distribués à tous les tissus par l'intermédiaire du sang et vont également altérer la nutrition des éléments anatomiques. Ils contribuent à exagérer la désassimilation fonctionnelle, font obstacle à la reconstitution et accélèrent ainsi la consomption. Ce sont donc les poisons microbiens qui sont les agents destructeurs.

Or, il ne suffit pas de tuer le microbe spécifique pour que la guérison soit obtenue ; parce que les éléments anatomiques dont la nutrition intra-cellulaire a été altérée par une cause quelconque extérieure, continuent cette altération nutritive et tendent à la perpétuer par les poisons qu'ils secrètent eux-mêmes ; ils font donc de l'autophagie consomptive. En supposant donc que le malade soit débarrassé de cette première infection il reste toujours exceptionnellement prédisposé à de nouvelles contaminations. Cela explique l'insuccès des antiseptiques et nous permet de préjuger les résultats que donneront les sérums, résultats qui seront certainement négatifs.

On enseigne aujourd'hui, avec juste raison, que les succès dans le traitement de la tuberculose résident surtout dans un *diagnostic précoce*, suivi d'un traitement énergique immédiat. Or, c'est là le point délicat et difficile. Dans toute la première période de l'infection et de l'évolution tuberculeuse, on ne trouve aucun bacille dans les crachats ; mais l'auscultation fournit des indications généralement bien nettes. En supposant qu'elles soient douteuses, il y a la décoloration et l'amaigrissement qui doivent éveiller l'attention et inspirer des soupçons. Si, comme l'a fait remarquer le professeur Grancher, il y a quelquefois de la part du médecin un examen trop superficiel ; il y a dans l'immense majorité des cas négligence de la part des malades et de leur entourage. De sorte que, le plus souvent, la maladie est déjà avancée quand on commence à la soigner ; les toxines microbiennes ont déjà produit sur la nutrition histologique de tout l'organisme une altération générale si profonde, quoique parfois peu apparente extérieurement, que la destruction des microbes, en admettant qu'elle soit possible, ne parvient pas à modifier.

Traitement de la phtisie par l'Iode métalloïde naissant au moyen du Vin Iodo-phosphaté et des pilules du Dr Foy.

Si nous préconisons l'Iode métalloïde comme antituberculeux, c'est parce qu'il répond à toutes les indications thérapeutiques.

Il est antimicrobien dans la proportion de 1 pour 4.000 ; son action est donc beaucoup plus énergique que celle de tous les antiseptiques internes employés, les mercuriaux exceptés. De plus, il est extrêmement diffusible, de sorte qu'il peut aller chercher les microbes partout où ils sont cantonnés. S'ils sont enfermés dans des îlots imperméables, ce que nous croyons être le cas le plus général, il stérilise le milieu qui les entoure et fait obstacle à leur évolution.

Ce qui donne à l'iode métalloïde sa supériorité sur tous les antiseptiques, c'est la propriété qu'il possède de former avec tous les alcaloïdes des combinaisons insolubles qui annulent leurs propriétés toxiques. Cette propriété est connue depuis longtemps sous le nom de réaction Bouchardat. Il exerce une action similaire sur toutes les autres toxines indéterminées. En détruisant les poisons de tous genres, l'iode métalloïde supprime donc la cause qui entretient l'altération nutritive histologique ; en outre, par son action stimulante, il aide les éléments anatomiques à régénérer leur nutrition et à reconstituer leurs provisions azotées et phosphatées vitales.

Par l'emploi simultané du *Vin iodophosphaté du Dr Foy* et des *Pilules iodées*, on administre l'iode à dose progressivement élevée de manière à produire la somme nécessaire des effets thérapeutiques. Et comme ce vin et ces pilules ne renferment pas de tannin ayant une action astringente sur les muqueuses gastro-intestinales, ils peuvent être employés d'une manière continue pendant des années sans provoquer d'intolérance.

A l'heure actuelle, nous avons plusieurs centaines de malades tuberculeux dont la guérison remonte jusqu'à 5 années et se maintient depuis.

Pour la manière d'employer le *Vin iodé* et les *Pilules du Dr Foy*, voir au mémorial thérapeutique *Phtisie pulmonaire*.

TROISIÈME PARTIE

Nos agents thérapeutiques.

Le prêtre vit de l'autel, le médecin de son art. Nous ne nous croyons pas déshonoré si, comme pharmacien, nous cherchons à tirer profit de nos recherches de chimie biologique. Nous avons spécialisé nos produits afin de fournir aux médecins et aux malades des agents thérapeutiques sur la valeur desquels ils puissent compter. Placé en face de l'intérêt supérieur des malades, nous laissons à chaque médecin le soin d'agir selon sa conscience.

Phosphate de fer hématique Michel.

L'application utile du phosphate de fer à la thérapeutique, est absolument subordonnée à sa solubilisation dans un milieu salin; état sous lequel il ne peut être ni précipité, ni décomposé par un acide ou par un alcali; ce qui facilite sa diffusion et le rend vraiment assimilable. Ce résultat est réalisé dans la préparation dénommée *Phosphate de fer hématique Michel.* — Le plasma sanguin renferme aussi un phosphate qui, certainement, joue un rôle important dans la nutrition histologique; c'est le *phosphate de soude.* Nous l'avons associé au phosphate de fer.

Le *Phosphate de fer hématique Michel* est sous forme de poudre rougeâtre, absolument neutre, extrêmement soluble et hygrométrique.

Nous le délivrons sous deux formes :

1° *Pur*, en poudre, accompagné d'une petite cuillerette mesure qui contient 10 centigrammes de chacun des deux phosphates. Une cuillerette à chaque repas pour les adultes, une demi-cuillerette pour les enfants au-dessous de 12 ans. Il se prend pendant le repas, dissous dans le premier verre de boisson.

2° *Granulé avec du sucre et aromatisé.* Se prend dissous dans l'eau un peu avant chaque repas. Dose une cuillerée à café pour un adulte, 1/2 cuillerée à café pour un enfant.

Vin de quinetum phosphaté Jolly.

Il renferme tous les principes amers alcaloïdiques du quinquina (quinetum de Vrij) stimulants de l'estomac et fébrifuges, débarrassés du *rouge cinchonique*, substance astringente qui tanne les muqueuses de l'estomac, arrête la sécrétion du suc gastrique et produit la constipation.

Les affections de l'estomac étant, tantôt d'origine nerveuse, tantôt le point de départ de troubles neurasthéniques, nous ajoutons le *Phosphoglycérate de potasse*, qui est le principe phosphaté constituant essentiel des nerfs.

Ses indications sont : le *manque d'appétit*, la *paresse de l'estomac*, et tous les *troubles neurasthéniques*.

Il se prépare au vin de muscat (sucré) et au madère (vin sec). Dose une à deux cuillerées à potage avant chaque repas.

Elixir phosphovinique Jolly.

C'est une solution titrée au dixième d'acide phosphovinique dans une teinture aromatique.

L'acide phosphovinique ou éther phosphorique acide jouit de propriétés sédatives et reconstituantes très marquées du système nerveux, ainsi que l'ont établi de nombreuses expériences. Il peut être employé avec succès pour combattre les troubles neurasthéniques chez les jeunes gens dans tous les cas où il n'existe pas d'états lymphatique, diathésique, ou consécutif à une maladie infectieuse. En raison de son action spéciale sur le système nerveux, c'est un parfait régulateur des fonctions menstruelles (*aménorrhée*, *dysménorrhée* et même *métrorrhagie*).

La dose est de 10 à 80 gouttes en deux fois par jour, progressivement en augmentant de 10 gouttes chaque semaine.

Vin Iodo-phosphaté et Pilules du Dr Foy.

L'iode métalloïde est antiseptique dans la proportion d'1 pour 4 mille ; il est aussi antitoxique puissant, neutralisant les alcaloïdes et détruisant les toxines. L'iodure de potassium n'est antiseptique que dans la proportion de 1 pour 7 et il n'est pas antitoxique. Donc, selon que l'iode est présenté à l'organisme à l'état métalloïde, ou pouvant prendre facilement cette forme, ou qu'il est à l'état d'iodure alcalin, ses propriétés sont fort différentes.

Contrairement à ce que l'on enseigne et à ce que disent les ouvrages, l'iode n'est pas un altérant ; c'est un stimulant général nutritif et fonctionnel extrêmement puissant, étendant son action sur tout l'organisme, en raison de son extrême diffusibilité. Quel que soit le nombre d'années pendant lequel il aura été administré sans discontinuité, non seulement il n'altère pas le sang, mais il le purifie d'une façon remarquable, ce que l'on constate par le teint que prennent les malades.

Administré en nature à l'intérieur l'iode exerce une action irritante sur l'appareil digestif. Etant un régénérateur des constitutions altérées, il doit être employé très longtemps et à dose proportionnée à la gravité des états à modifier. De plus, les préparations doivent être d'une innocuité complète. Toutes ces conditions sont remplies par le *Vin iodophosphaté* et les *Pilules du Dr Foy*.

Il existe de nombreuses spécialités de vins iodés. *Elles sont toutes absolument mauvaises et doivent être rejetées.* Dans toutes, l'iode est dissous à la faveur du tannin dans la proportion de 1 partie d'iode pour 6 à 8 de tannin. Dans chaque cuillerée de vin, il y a donc de 30 à 40 centigrammes au moins de tannin. Or, tout le monde sait que le tannin, administré d'une manière continue par la voie stomacale, tanne et dessèche la muqueuse de l'estomac, arrête la sécrétion du suc gastrique et entrave la digestion. Par son action identique sur les muqueuses intestinales, il détermine une constipation opiniâtre, il trouble la nutrition en faisant obstacle au passage du chyle à travers les villosités intestinales.

Dans les préparations iodées du Dr Foy, nous employons l'extrait de noyer comme dissolvant de l'iode. Le noyer contient un principe astringent rangé dans la classe chimique des tannins ; mais il en diffère par son action physiologique, il est sans action sur les muqueuses de l'appareil digestif. Nous avons de nombreux malades qui, pendant 1, 2 et 3 ans, ont fait sans interruption usage de ces préparations à la dose de 30 à 40 centigrammes d'iode par jour et qui n'ont jamais éprouvé aucun symptôme d'intolérance ni d'iodisme.

Vin iodophosphaté du Dr Foy. — Les matières extractives naturelles du vin pouvant se combiner à l'iode et le dissimuler complètement, le vin du Dr Foy ne renferme qu'une quantité insignifiante d'extrait de noyer.

Chaque cuillerée de vin renferme 25 milligrammes d'iode et 10 centigrammes de glycéro-phosphate de potasse, reconstituant spécial du système nerveux.

Pilules iodophosphatées du Dr Foy. — Chaque pilule renferme 25 milligrammes d'iode et 2 milligrammes de phosphate de fer. Cette quantité minime de phosphate de fer n'a jamais été nuisible en aucun cas et elle exerce une action des plus utiles sur la régénération des globules du sang.

Ces deux préparations, vin et pilules, sont faites pour être administrées simultanément et permettre l'emploi de l'iode à dose intensive, sans recourir à de grandes quantités de vin.

Phosphovinate d'or Jolly.

L'or jouit de propriétés antiseptiques et antitoxiques semblables et égales à celles de l'iode. Comme lui, il est antiseptique dans la proportion de 1 pour 4 mille ; il précipite et insolubilise également les alcaloïdes et les toxines.

L'or n'est pas plus un altérant que l'iode ; c'est aussi un stimulant très puissant, mais qui concentre surtout son action sur le système nerveux. Nous ne croyons pas qu'il s'accumule dans le cerveau comme le cuivre ; en tout cas, nous n'avons jamais observé de phénomène d'intolérance même après un traitement continu de plus de 3 années.

Le *phosphovinate d'or* est une combinaison de l'éther phosphorique acide, appelé aussi acide phosphovinique avec l'oxyde d'or. C'est une poudre insoluble d'un gris cendré très pâle. Il renferme 65 pour 100 de son poids d'or. En raison de son insolubilité, il devrait être employé à dose assez élevée et son action thérapeutique serait subordonnée à sa solubilisation, partant, aléatoire. D'autre part, il y aurait une trop grande prédominance de l'élément stimulant or, sur le principe reconstituant acide phosphorique éthéré. Pour remédier à ces inconvénients et régulariser l'action thérapeutique de l'or, nous préparons une dissolution titrée du Phosphovinate d'or dans l'acide Phosphovinique. Chaque gramme correspondant à 40 gouttes renferme 5 milligrammes d'oxyde d'or et 10 centigrammes d'acide phosphorique éthéro-acide. Le liquide a une réaction acide, mais qui ne fatigue pas l'estomac dans les cas où son emploi est indiqué.

Il s'emploie à la dose de 10 à 40 gouttes par jour en 2 fois. pour les états nerveux légers et jusqu'à 80 gouttes pour les états graves. On commence par 10 gouttes par jour la première semaine et on augmente de 10 gouttes en 2 fois chaque semaine jusqu'à la dose indiquée.

MÉMORIAL

DE LA

THÉRAPEUTIQUE GÉNÉRALE

BASÉE SUR

LA PHYSIOLOGIE ET LA PATHOLOGIE CELLULAIRE

Nous avons limité les articles de ce mémorial aux cas où il faut agir sur la nutrition générale histologique. Nous n'envisageons chacun d'eux qu'à ce point de vue exclusif du traitement général; laissant aux autres ouvrages de thérapeutique les indications du traitement symptomatique spécial à chaque cas.

Nous rappelons que tous nos agents thérapeutiques sont exclusivement et uniquement *reconstituants*, *stimulants*, *antiseptiques* et *désintoxicants*.

ABCÈS FROIDS.— Constituent une manifestation symptomatique d'une constitution fortement altérée par lymphatisme, scrofule, hérédo-syphilis, etc.

Le traitement général consiste dans l'emploi simultané du *Vin iodo-phosphaté* et des *Pilules du Dr Foy* à dose progressive. Selon l'âge, 2 à 4 cuillerées de vin et 2 à 6 pilules par jour. On augmente chaque semaine.

ALBUMINURIE. — Ne constitue pas une entité morbide. Toutes les formes cliniques observées peuvent être ramenées à deux causes générales : une altération des reins (néphrite, mal de Bright) toujours greffée sur une constitution défectueuse; ou une altération de l'organisme par intoxication : Ex., à la suite de maladie infectieuse (typhus, scarlatine, etc.) comme conséquence du morphinisme, etc.

Dans tous les cas, indépendamment du régime lacté spécial, qui agit simplement comme diurétique, les préparations *iodo-phosphatées du Dr Foy* (Vin et Pilules) pris simultanément constituent le mode de traitement régénérateur de la constitution. Dose, selon l'âge, 2 à 4 cuillerées de vin et 2 à 8 pilules par jour. On commence par 2 c. de vin la 1re sem., 4 la 2e, puis avec le vin 2, 4, 6 et 8 pilules successivement.

Dans les cas d'albuminurie chez les femmes enceintes, substituer le *Phosphate de fer hématique Michel* (2 cuillerettes à chaque repas) au *Vin iodo-phosphaté Foy*. Surtout faire usage des *Pilules iodées Foy*. Suivre ce traitement pendant toute la durée de la grossesse. Ce traitement, chez les femmes enceintes, est de la plus haute importance, car c'est chez elles que se recrutent les candidats aux attaques d'éclampsie.

ALIÉNATION MENTALE. — FOLIE. — MANIE. — DÉMENCE. — Quand l'un de ces phénomènes se manifeste, il y a longtemps déjà qu'il existait des troubles nerveux divers qui indiquaient une altération nutritive nerveuse générale. Le trouble intellectuel annonce une localisation dans l'affection nerveuse, ce qui n'implique pas que l'altération nutritive nerveuse générale ait disparu pour cela. La lésion en voie de formation est-elle déjà incurable dès la manifestation morbide? Cela n'est pas certain. D'autre part, l'observation clinique permet d'affirmer que cette affection nerveuse grave est toujours greffée sur une constitution altérée.

Pour obtenir la somme des effets possibles, ou enrayer tout au moins les progrès de la maladie et les complications ultérieures, le traitement doit être double. Il faut agir sur le système nerveux par le *Phosphovinate d'or* et régénérer la constitution altérée au moyen du *Vin et des Pilules iodo-phosphatés du Dr Foy*.

Phosphovinate d'or. — Commencer par 10 gouttes par jour en 2 fois et augmenter de 10 gouttes chaque semaine jusqu'à 80 gouttes par jour.

Vin et Pilules du Dr Foy. — 2 cuillerées de vin par jour la 1re semaine, 4 par jour la 2e s. Les semaines suivantes, aux 4 c. de vin ajouter successivement 2, 4, 6 et 8 pilules iodées par jour. Le Vin et les Pilules Foy se prennent après les gouttes d'or.

Il faut 3 ou 4 mois pour obtenir une amélioration appréciable et le traitement doit être continué sans interruption pendant une année, au moins.

AMAUROSE. — GOUTTE SEREINE. — AMBLYOPIE. — Que le trouble de la vision résulte d'une altération de la rétine ou du nerf optique, il y a toujours, simultanément, affection nerveuse grave et constitution fortement altérée. Il faut appliquer rigoureusement le double traitement énergique par le *Phosphovinate d'or* et le *Vin et les pilules du Dr Foy* que nous venons d'indiquer pour l'aliénation mentale et aux mêmes doses.

ANÉMIE VRAIE. — Sous ce titre il faut comprendre tout à la fois la diminution du nombre et de la dimension des globules du sang. Les causes occasionnelles sont la croissance, la grossesse, l'allaitement, etc. ; ce qui veut dire que l'anémie vraie est surtout l'apanage des sujets jeunes, jeunes filles et jeunes femmes surtout.

Le ferrugineux physiologique de l'anémie est le *phosphate de fer*, parce que c'est sous cette forme que le fer existe dans le globule, ainsi que nous l'avons démontré ; et dans ce phosphate de fer du globule hématique, l'agent actif est l'acide phosphorique qu'il a pour fonction de distribuer à tous les éléments anatomiques de nos tissus ; tandis que l'oxyde de fer est éliminé sans avoir exercé aucune action thérapeutique. Cette interprétation est en complet accord avec l'analyse chimique démontrant qu'il sort de l'organisme autant de fer qu'on en administre.

Dans l'application des ferrugineux au traitement de l'anémie, il ne s'agit pas de combler un déficit de quelques centigrammes de fer manquant au sang ; il faut fournir à celui-ci un supplément de phosphate de fer qui se trouve en quantité trop faible dans nos aliments, phosphate de fer qui est le support architectural des globules hématiques. Il est donc complémentaire de l'alimentation et, comme tel, il doit être administré tant que dure l'état qui provoque l'anémie.

Le *Phosphate de fer hématique Michel* renferme les deux

phosphates essentiels du sang : le phosphate de soude du plasma et le phosphate de fer des globules ; le tout en une poudre neutre extrêmement soluble. Dose : Une cuillerette à chaque repas dans le 1er verre de boisson de Phosphate de fer Michel pur ; ou bien une cuillerée à café du même sel granulé avec du sucre un peu avant chaque repas.

ANÉMIES FAUSSES.— La caractéristique est une altération vitale des globules hématiques. Les malades ont un teint spécial de cire vierge vieillie. L'altération du sang est liée à une altération de tout l'organisme.

Les fausses anémies peuvent se manifester aussi bien chez les hommes que chez les femmes.

Chez les sujets jeunes, elles sont souvent le premier symptôme d'une tuberculose commençante, dont tous les autres signes cliniques font encore défaut. Chez les personnes plus âgées, elles coïncident souvent avec un état cancéreux visible ou latent. Dans tous les cas, elles sont toujours l'expression d'un état général inquiétant.

Les ferrugineux ne produisent aucun effet utile, ils peuvent même être dangereux en provoquant des hémorrhagies.

L'emploi de l'iode métalloïde à dose progressive donna de bien meilleurs résultats que l'arsenic : 2 cuillerées de *Vin du Dr Foy* la 1re semaine, 4 c. de vin la 2e s. Les semaines suivantes, aux 4 c. de vin ajouter successivement 2, 4, 6 et 8 pilules du Dr Foy par jour. Continuer sans interruption jusqu'à guérison.

ATAXIE LOCOMOTRICE. — TABÈS DORSALIS.— C'est une affection nerveuse grave de la moelle épinière, dont les cordons postérieurs, dans un délai de plusieurs années, arrivent progressivement à se scléroser. La maladie curable, jusque-là, devient incurable à partir de ce moment. Elle est très souvent consécutive à une affection syphilitique ancienne, mais pas toujours.

Le traitement mixte mercuriel et ioduré a quelquefois donné des guérisons, dit-on ; mais les insuccès sont beaucoup plus nombreux

Le traitement simultané par le *Phosphorinate d'or* et les

préparations *iodo-phosphatées du Dr Foy (Vin et Pilules)* a toujours donné des guérisons durables, souvent même après 3 ans du début de la maladie, alors que le traitement iodo-mercuriel avait échoué. Ce n'est souvent qu'à partir du 3e mois que les améliorations deviennent très appréciables.

Phosphovinate d'or. — 10 gouttes en 2 fois par jour la 1re semaine ; chaque semaine augmenter de 10 gouttes jusqu'à 80 par jour.

Vin et Pilules du Dr Foy. — Pour éviter une stimulation qui pourrait être fatigante, 2 c. de Vin Foy par jour pendant 15 jours, 4 cuillerées pendant 15 autres jours. A partir de la 4e s. aux 4 c. de vin ajouter successivement chaque fois 2, 4, 6 et 8 pilules iodées Foy. Suivre ce traitement pendant une année, au moins, sans interruption.

CHLOROSE. — C'est une anémie vraie greffée sur une constitution à nutrition altérée.

On combat l'état anémique par le *Phosphate de fer hématique Michel*, qui est le seul ferrugineux physiologique. Mais, il ne donne aucun résultat thérapeutique si l'on n'emploie pas simultanément le *Vin et les Pilules* iodo-phosphatés du Dr Foy pour agir en même temps sur la nutrition altérée.

Nous ferons remarquer que l'arsenic vanté contre la chlorose ralentit la nutrition et les oxydations, alors que ces fonctions ont besoin d'être augmentées ; c'est un énorme contre-sens thérapeutique.

1° Dans le 1er verre de boisson aux repas de midi et du soir, une cuillerette de *Phosphate de fer Michel* pur. Si on préfère le *Phosphate de fer Michel granulé*, une cuillerée à café dans un peu d'eau avant le repas.

2° En même temps, pendant la 1re semaine 2 c. de *Vin Foy* par jour avant le repas ; 4 c. la 2e s. A partir de la 3e s. aux 4 c. de vin ajouter successivement 2, puis 4 *Pilules Foy* par jour. Si l'on soupçonne un état tuberculeux latent, porter successivement le nombre des pilules à 8 par jour.

CHORÉE. — DANSE DE SAINT-GUY. — C'est une maladie nerveuse qui affecte de préférence les jeunes filles, surtout lorsque la menstruation rencontre des difficultés à s'établir. On constate, en outre, que chez toutes ces malades la nutrition est altérée par un état lymphatique ou d'autres tares héréditaires.

On emploie l'*Elixir phosphovinique* comme reconstituant et sédatif du système nerveux. On commence par 10 gouttes à midi et 10 gouttes le soir dans un peu d'eau avant chaque repas. Chaque semaine on augmente de 10 gouttes jusqu'à 80 gouttes par jour.

En même temps, aussitôt après les gouttes 2 c. par jour de Vin iodé Foy. Au bout de 15 jours on donne 4 c. par jour en 2 fois.

Après la disparition de tous les accidents choréiques et pour faciliter la menstruation, on substitue le *Phosphate de fer hématique Michel* à l'*Elixir* en continuant l'*usage du vin iodé Foy*.

DIABÈTE INSIPIDE. — Dénomination impropre, qui n'a de commun avec le diabète glycosurique, qu'une polyurie aggravée par une désassimilation azotée et phosphatique plus élevée que la normale. Il est donc caractérisé par des troubles nerveux consécutifs à une nutrition histologique altérée. Bien que sans gravité momentanée, cet état doit être soigné avec la plus sérieuse attention, parce que les troubles nerveux s'aggraveront certainement et conduiront à un état incurable.

Il faut reconstituer le système nerveux par le *Phosphovinate d'or*. Commencer par 10 gouttes en 2 fois la première semaine et augmenter de 10 gouttes chaque semaine jusqu'à 80 gouttes par jour.

Simultanément, il faut redresser la nutrition cellulaire altérée au moyen du *Vin et des pilules du Dr Foy*. Aussitôt après les gouttes d'or, une cuillerée du *Vin Foy* (2 par jour), 4 c. de vin la 2e semaine. Les semaines suivantes aux 4 c. de vin ajouter successivement 2, 4, 6 et 8 pilules iodées Foy. Continuer ce traitement pendant 3 mois au moins.

DIABÈTE SUCRÉ OU GLYCOSURIQUE. — La présence du sucre dans l'urine n'est qu'un symptôme commun à des maladies fort différentes par leur siège, leur origine et leur gravité. Les cinq formes cliniques de diabète : pancréatique, hépatique, nerveux, arthritique et par intoxication reconnaissent deux ordres de causes fondamentales identiques dans tous les cas, à savoir : une altération vitale du système nerveux pouvant être amenée par des causes nombreuses et variables, se répercutant sur toutes les autres fonctions organiques ; et une altération plus ou moins profonde et généralisée de la constitution pouvant se traduire dans certains cas par une localisation sur divers organes, foie, pancréas, etc.

La distinction en deux classes : de *diabète gras* et *diabète maigre* expriment exactement l'état de l'organisme et la différence de gravité. Dans le diabète gras, l'organisme brûle incomplètement ses matériaux amylacés alimentaires et accumule de la graisse. Dans le diabète maigre, il y a non seulement combustion imparfaite ; mais il y a en plus dénutrition profonde des éléments anatomiques de tous les tissus par suite de constitution très fortement altérée. Dans ces cas, la guérison est plus difficile et plus longue à obtenir.

La suppression des farineux de l'alimentation n'est qu'un palliatif, bon à tromper les malades et à leur donner une fausse sécurité. La cure hydrominérale par les eaux alcalines (Vichy, Vals, etc.) n'agit guère que sur la cause arthritique des diabètes (gouttes, rhumatisme), les plus fréquents il est vrai, mais ne constitue pas un traitement vraiment curatif.

Il faut agir sur la nutrition du système nerveux et le reconstituer au moyen du *Phosphovinate d'or*. Commencer par 10 gouttes par jour en 2 fois pendant une semaine et augmenter de 10 gouttes chaque semaine jusqu'à 80 gouttes par jour.

Après les gouttes, deux cuillerées à potage de *Vin de quinetum phosphaté au madère*.

Simultanément, il faut agir sur la nutrition générale de l'organisme et régénérer la constitution au moyen des *Pilules iodophosphatées du Dr Foy*. 2 pilules par jour en 2 fois avec le Vin de quinetum ; augmenter de 2 pilules par semaine jusqu'à concurrence de 12 par jour. Continuer le traitement sans interruption et jusqu'à guérison.

Le 1er mois et une partie du 2e il y a toujours augmentation de la glycosurie urinaire comme effet de la stimulation nutritive et de l'augmentation des sécrétions.

DYSPEPSIES. — Peter rattache toutes les formes de dyspepsie à des troubles de l'innervation générale, mais plus accentuées dans le grand sympathique et le plexus soléaire ; ce qui fait qu'il les définit : *une névrose circulaire de l'estomac.* Il convient donc de tenir compte de cette cause nerveuse générale en associant à la médication spéciale le phospho-glycérate de potasse qui est le reconstituant nerveux par excellence.

1° *Paresse de l'estomac. Manque d'appétit.* — C'est chez les femmes que cet état de l'estomac se rencontre le plus fréquemment et constamment accompagné de troubles nerveux divers.

Aux vins de quinquina qui constipent rapidement en raison de leur richesse en tannin et aux vins amers de gentiane, de colombo, etc., qui stimulent bien l'estomac, mais sans agir sur la cause nerveuse, il faut substituer le *Vin de quinetum phosphaté de Jolly* au muscat (vin sucré) ou au madère (vin sec), qui renferme les principes alcaloïdiques du quinquina débarrassés du tannin ; et du phospho-glycérate de potasse reconstituant nerveux spécial. Dose : une à deux cuillerées à potage avant chacun des principaux repas.

2° *Pesanteurs d'estomac. Gastralgies. Crampes. Aigreurs. Pyrosis, etc.* — Tous ces états ont pour cause une hyperacidité plus ou moins prononcée du suc gastrique. 2 ou 3 heures après le repas, quand la digestion apparaît pénible ou douloureuse, croquer 2 à 4 *Pastilles antiacides Jolly* dont chacune équivaut à 10 de Vichy.

Indépendamment des sédatifs que l'on peut ajouter selon le besoin, agir sur la cause nerveuse au moyen du *Vin de quinetum phosphaté*, 2 cuillerées avant chaque repas.

3° *Digestions irrégulières et fermentations intestinales vicieuses. Flatulence, Coliques venteuses, etc.* — Ces formes de maladies de l'appareil digestif doivent être l'objet de la plus sérieuse attention, en raison de l'altération profonde qu'elles peuvent produire sur la constitution, quand elles se prolongent.

Par suite de digestions irrégulières et incomplètes, une certaine quantité des principes alimentaires ne peut être assimilée, d'où affaiblissement et quelquefois amaigrissement des malades. D'autre part, et c'est en cela qu'est la gravité, des fermentations intestinales anormales, des colonies microbiennes se développent, donnant naissance à des toxines qui, introduites dans le torrent circulatoire, empoisonnent lentement et progressivement l'organisme, arrivant alors à altérer profondément la constitution et la santé. Ces troubles digestifs se reconnaissent, tantôt par des renvois gazeux abondants, le gonflement de l'estomac ou des intestins. Les déjections solides et gazeuses sont toujours extrêmement fétides et l'haleine exhale une odeur désagréable, surtout le matin.

Il faut faire de l'antisepsie gastro-intestinale au moyen des *Cachets digestifs antiseptiques Jolly*, un après chaque repas. Puis de l'antisepsie et de l'antitoxie générales au moyen du *Vin iodo-phosphaté du Dr Foy*, une à 2 cuillerées pour les enfants, 2 à 4 pour les adultes.

Quelques purgations légères de temps à autre.

ECLAMPSIE.— Les crises convulsives d'éclampsie puerpérale présentent une plus grande analogie avec celles d'épilepsie, qu'avec celles d'hystérie.

Combattre les attaques par les procédés ordinaires. Celles-ci conjurées, prévenir les rechutes au moyen du *Phosphovinate d'or* et des préparations *Iodo-phosphatées du Dr Foy* (*Vin et Pilules*) comme il est dit ci-dessous à *Epilepsie*.

EPILEPSIE.— C'est une affection nerveuse grave toujours sous la dépendance d'une altération profonde, héréditaire ou acquise, de la constitution.

Les bromures à haute dose constituent la médication banale de cette maladie. Ils n'ont jamais produit une guérison véritable. Ils agissent comme paralysant nerveux fonctionnel.

Le traitement vraiment curatif de l'épilepsie consiste à restaurer la vitalité fonctionnelle et nutritive nerveuse par le *Phosphovinate d'or*. 10 gouttes en 2 fois la 1re semaine ; augmenter de 10 gouttes chaque semaine jusqu'à 40 gouttes par jour pour les adolescents et 80 gouttes par jour pour les adultes.

Simultanément, il faut régénérer la constitution au moyen

du *Vin et des Pilules iodo-phosphatés du Dr Foy*. Aussitôt après les gouttes 2 cuillerées de Vin Foy la 1re semaine, 4 la 2e s. Les semaines suivantes aux 4 c. de vin ajouter successivement 2 et 4 pilules *iodées Foy*, pour les adolescents. Pour les adultes, porter les pilules à 8 par jour.

Le traitement doit être continué pendant 8 mois au moins.

GASTRALGIE. — Voir Dyspepsie (page 46.)

GLYCOSURIE. — Voir Diabète sucré (page 44.)

HYSTÉRIE. — C'est une maladie nerveuse spéciale aux jeunes femmes qu'elle affecte entre 15 et 30 ans. Elle coïncide presque toujours avec des troubles de la menstruation. Elle est toujours greffée sur une constitution altérée par le lymphatisme ou un état diathésique héréditaire souvent masqué encore en raison de l'âge peu avancé.

Le traitement général consiste à reconstituer le système nerveux par le *Phosphovinate d'or* ; enrichir le sang et faciliter la menstruation au moyen du Phosphate de fer hématique Michel employé alternativement. Enfin, simultanément, avec ces deux préparations, régénérer la constitution au moyen du *Vin et des Pilules du Dr Foy*.

Phosphovinate d'or. — 10 gouttes en 2 fois la 1re semaine ; chaque semaine augmenter de 10 gouttes jusqu'à 40 gouttes par jour si l'affection est légère. Porter à 80 gouttes si elle est intense et ancienne.

Phosphate de fer hématique Michel. — Alterner chaque fl. de Phosphovinate avec un fl. de Phosphate de fer. Une cuillerette à chaque repas dans le 1er verre de boisson.

Pilules et Vin iodo-phosphatés du Dr Foy. — Simultanément avec les deux préparations précédentes, 2 cuillerées de Vin Foy la 1re semaine, 4 la 2e. Les semaines suivantes aux 4 c. de vin ajouter successivement 2, puis 4 pilules iodées. Continuer 2 ou 3 mois au moins après la guérison.

IMPUISSANCE. — Qu'elle résulte d'excès vénériens ou de toute autre cause, elle est toujours symptomatique d'un affaiblissement général du système nerveux qui ira s'aggravant de plus en plus. Pour cette raison elle mérite donc d'être soignée énergiquement.

Phosphovinate d'or. — 10 gouttes par jour en 2 fois la 1re semaine. Chaque semaine augmenter de 10 gouttes jusqu'à 80 gouttes par jour.

Pilules iodo-phosphatées du Dr Foy. — Au milieu du repas 2 pilules iodées la 1re semaine. Chaque semaine augmenter de 2 pilules jusqu'à 8 par jour.

INCONTINENCE D'URINE — Elle résulte, dans la majorité des cas, d'un affaiblissement de l'innervation qui peut être généralisé ou localisé aux organes urinaires.

Chez les jeunes enfants. — A midi et le soir avant le repas, 5 gouttes d'*Elixir phosphovinique* dans un peu d'eau sucrée. Aussitôt après, une cuillerée à potage de *Vin iodé du Dr Foy.* Les semaines suivantes, augmenter de 5 gouttes jusqu'à 30 gouttes par jour.

Chez les adultes. — Absolue, ou relative, elle est toujours liée à des troubles nerveux généraux dont elle n'est qu'un symptôme.

Phosphovinate d'or. — 10 gouttes par jour en 2 fois la 1re semaine. Chaque semaine augmenter de 10 gouttes jusqu'à 50 gouttes par jour.

Pilules iodées du Dr Foy. — Simultanément la 1re semaine 2 pilules à midi et le soir au cours du repas. Les semaines suivantes, augmenter les pilules jusqu'à 8 par jour.

LYMPHATISME.— C'est, avons-nous dit page 27 l'expression anonyme des tares transmises par hérédité, tares qui se spécifieront dans la suite. Si nous remontons aux causes originelles, qu'il soit acquit ou imposé par hérédité, nous trouvons qu'il est pathologiquement caractérisé par la nutrition histologique altérée, dont la conséquence apparente est l'abaissement de l'énergie vitale, aussi bien dans ses manifestations physiques que morales. Il peut affecter des degrés extrêmement nombreux et variables d'intensité.

L'huile de foie de morue est le remède banal que l'on oppose au lymphatisme. Elle est absolument sans valeur, puisque ses principes actifs, la morrhuine et l'acide morrhuique sont de simples stimulants de l'estomac. Elle devrait être rejetée.

La médication *iodo-phosphatée* par le *Vin et les Pilules du Dr Foy* qui permet de graduer à volonté la quantité du médicament selon l'intensité de la maladie et l'âge du malade est la seule qui soit vraiment curative et rigoureusement scientifique.

Enfants de 1 à 6 ans. Une cuillerée à potage de *Vin du Dr Foy* pendant 15 jours. Au bout de ce temps 2 cuillerées par jour pour les enfants de 4 à 6 ans.

De 6 à 12 ans, 2 c. de vin pendant 15 jours; ensuite 4 cuillerées par jour.

Adolescents et adultes. 2, puis 4 cuillerées de *Vin Foy* comme ci-dessus. Les semaines suivantes, aux 4 cuillerées de vin ajouter successivement 2, puis 4 pilules du Dr Foy. Continuer à cette dose.

S'il y a anémie, ajouter: Phosphate de fer hématique Michel, une cuillerette à chaque repas dans le premier verre de boisson.

MYÉLITES.— Les symptômes varient selon la partie de la moelle qui est le siège de l'inflammation. Elles sont généralement consécutives à des maladies infectieuses, ou à des intoxications. Les unes ont une évolution rapide, les autres une marche lente.

Le siège de la maladie (moelle épinière) indique l'utilité du *Phosphovinate d'or* comme stimulant et reconstituant des cellules nerveuses. L'origine infectieuse ou intoxicante démontre la nécessité de l'emploi de l'iode à dose intensive par les *Pilules* et le *Vin iodo-phosphaté du Dr Foy.*

Le traitement antiphlogistique local énergique est aussi d'une très grande utilité; il ne contrarie pas le traitement général interne; il ne doit pas non plus le faire négliger en raison de la gravité des accidents consécutifs. C'est pourquoi il faut agir vite, énergiquement et ne repousser aucun moyen pouvant conduire à la guérison. Et, quand même on ne pourrait pas l'espérer complète, on a toujours la chance d'en enrayer la marche envahissante et les désordres consécutifs.

Phosphovinate d'or. — Commencer par 10 gouttes 2 fois par

jour dans un peu d'eau la première semaine. Augmenter de 10 gouttes chaque semaine jusqu'à 80 gouttes par jour. Continuer à cette dose.

Vin et Pilules du Dr Foy. — Simultanément, et aussitôt après les gouttes d'or, une cuillerée à potage de *Vin Foy* ; 4 c. la 2e semaine. Les semaines suivantes, aux 4 c. de vin ajouter successivement 2, 4, 6 et 8 *Pilules iodées du Dr Foy.* Continuer à cette dose jusqu'à guérison, ou 6 mois au moins.

NEURASTHÉNIE. — Sous cette désignation générique on a réuni des troubles nerveux aussi considérables en nombre que variés dans leur forme et leur intensité. Ils sont toujours dus à une déphosphatisation et à des troubles nutritifs des cellules nerveuses. Les manifestations neurasthéniques sont, dans la majorité des cas, symptomatiques à plus ou moins longue échéance de maladies nerveuses graves. Aussi, malgré leur apparence bénigne momentanée, doivent-elles être soignées avec la plus sérieuse attention.

L'hydrothérapie et l'électricité qui forment la base du traitement des neurasthénies sont des stimulants physiques utiles qui relèvent l'appétit et excitent l'activité fonctionnelle nerveuse ; mais ils sont sans influence sur la rephosphatisation nerveuse quand la perte est déjà assez importante ; et encore moins sur la nutrition altérée des cellules. Cela explique leur peu d'action dans la majorité des cas. Ils sont de puissants adjuvants de notre méthode.

Le glycérophosphate de chaux préconisé par le Dr A. Robin est à peu près inerte, parce que ce sel de chaux, malgré l'assertion de l'auteur, n'est pas un élément constituant du système nerveux ; c'est son similaire à base de potasse qui est un principe constituant des nerfs. Le glycéro-phosphate de chaux a été employé d'une façon tout à fait empirique, sans tenir compte des indications des chimistes biologistes de tous les pays. Quand on veut assurer un succès thérapeutique il ne faut pas ignorer les travaux antérieurs. En admettant que le glycérophosphate de chaux exerce dans quelques cas une action rephosphatisante, il sera toujours inerte dans les cas les plus importants, c'est-à-dire lorsqu'il y a nutrition altérée des cellules nerveuses. Ses effets sont donc incertains, aléatoires et il fait perdre un temps précieux dans les cas graves.

L'emploi simultané du *Phosphovinate d'or* et des préparations *Iodo-phosphatées du Dr Foy* répondant à la double indication causale des neurasthénies, on obtient des guérisons rapides et préservatrices des rechutes ultérieures, à la condition toutefois, qu'il soit continué suffisamment longtemps.

Phosphovinate d'or. — Commencer par 10 gouttes en 2 fois la première semaine ; augmenter de 10 gouttes par jour 2 fois chaque semaine jusqu'à 40 gouttes par jour chez les malades jeunes et légèrement atteints. Elever jusqu'à 80 gouttes par jour chez les malades ayant dépassé 40 ans.

Pilules et Vin du Dr Foy. — Aussitôt après les gouttes une cuillerée de vin Foy 2 fois par jour ; 4 cuillerées à partir de la 2e semaine et les suivantes, pour les malades jeunes et légèrement atteints. Chez les malades au-dessus de 40 ans, aux 4 cuillerées de vin ajouter successivement les semaines suivantes 2, 4 et 6 pilules iodées. Continuer à cette dose jusqu'à guérison.

NÉVRALGIES. — Les genres en sont nombreux et leur traitement varie selon le siège du mal et la forme continue ou périodique des douleurs. Nous nous préoccupons ici, principalement, de la constitution névropathique sous l'influence de laquelle les douleurs récidivent fréquemment.

Chez les sujets jeunes, les névralgies sont souvent dues à de l'anémie. Il suffit, dans ces cas, de conseiller le *Phosphate de fer hématique Michel*, une cuillerette à chaque repas dans le premier verre de boisson pour préserver des rechutes.

Dans les autres cas, le traitement est le même que pour la *neurasthénie*. (Voir ci-dessus.)

NÉVRALGIE SCIATIQUE. GOUTTE SCIATIQUE. — Elle est à peu près toujours greffée sur une constitution goutteuse ou rhumatismale, d'où le nom de *goutte* qu'on lui donne aussi.

De nombreux traitements locaux ont été essayés, tous à peu près sans succès ; cela se comprend, étant donnée l'épaisseur de tissu musculaire qui recouvre le nerf sciatique.

Indépendamment du traitement local qui peut calmer plus ou moins les douleurs momentanées, le seul traitement curatif réel consiste à agir sur le système nerveux tout entier par le *Phosphovinate d'or* et sur la constitution arthritique par l'*Iode.* Si les effets ne sont pas rapides pour soulager la crise momentanée, ils en abrègent cependant la durée et ils ont pour résultat de préserver des récidives, à la condition de suivre le traitement pendant plusieurs mois.

Phosphovinate d'or. — Commencer par 10 gouttes en 2 fois par jour la première semaine ; chacune des semaines suivantes, augmenter de 10 gouttes jusqu'à 80 gouttes par jour,

Vin et Pilules du Dr Foy. — Après les gouttes d'or, 2 cuillerées de vin par jour la première semaine ; 4 c. par jour la 3e semaine. Les semaines suivantes, aux 4 c. de vin, ajouter successivement 2, 4, 6 et 8 pilules iodées par jour.

NÉVRITE.— Inflammation des enveloppes nerveuses. Elle est toujours consécutive à une infection microbienne, à un état diathésique ou à une intoxication. Elle doit être soignée très énergiquement, parce qu'elle peut conduire à la paralysie.

Indépendamment du traitement local antiphlogistique énergique, il faut, pour le traitement curatif interne, administrer le *Phosphovinate d'or* et les préparations *Iodo-phosphatées du Dr Foy* (*vin et pilules*) comme il est indiqué ci-dessus à *Névralgie sciatique.*

PARALYSIES.— L'énumération des formes si nombreuses et si variées des paralysies n'est pas utile, parce que leur traitement général embrasse le système nerveux dans son ensemble et, par conséquent, chaque partie lésée, quels que soient son siège et son étendue.

Si, par des attaques inopinées la paralysie semble débuter parfois brusquement, il n'en est pas ainsi dans la réalité. Un surmenage cérébral excessif, accompagné d'insomnies, de troubles neurasthéniques dont on a négligé l'avertissement, précède toujours les attaques, quelquefois de plusieurs années. Elles pourraient donc être prévues dans la majorité des cas.

Quand la paralysie est ancienne, les lésions étant devenues incurables, on ne peut guère espérer la guérison ; mais il est possible d'empêcher la généralisation quand elle n'est pas encore accomplie.

Dans les paralysies récentes, la guérison complète peut être obtenue dans le plus grand nombre des cas ; dans les autres, il y a des améliorations très notables, on enraye les accidents consécutifs et on fait obstacle à la généralisation de l'affection.

Le traitement général doit être double. Il faut, d'une part, agir sur la nutrition du système nerveux par le *Phosphovinate d'or* et, simultanément, régénérer la constitution par les préparations *Iodo-phosphatées du Dr Foy*.

Phosphovinate d'or. — 10 gouttes en 2 fois la première semaine. Chacune des semaines suivantes augmenter de 10 gouttes jusqu'à 80 par jour.

Vin et pilules du Dr Foy. — Aussitôt après les gouttes d'or une cuillerée de Vin Foy la première semaine ; 4 c. en 2 fois la 2e semaine. Les semaines suivantes, aux 4 c. de vin ajouter successivement 2, 4, 6 et 8 pilules iodées par jour.

Ce traitement doit être suivi pendant une année au moins sans interruption.

PHTISIE PULMONAIRE, LARYNGÉE, etc.— *Tuberculose.*— Si le bacille de Koch est l'agent microbien spécifique de la tuberculose, ce qui est parfaitement bien établi aujourd'hui ; il est non moins certain que l'infection ne peut se produire que chez des sujets prédisposés. Cette prédisposition doit être double, générale et locale. Les sujets dont l'organisme entier est profondément affaibli : par la *chlorose* chez les jeunes filles, par les *fausses anémies*, à la suite d'une *maladie infectieuse*, par les *épuisements* de tous genres, etc., ce que les vieux cliniciens appelaient *misère physiologique* constituent la prédisposition générale. Cela ne suffit pas encore. Les tissus sains sont impénétrables aux bacilles tuberculeux ; mais s'il y a inflammation du tissu pulmonaire (pneumonie, pleurésie, etc.), inflammation des bronches, du larynx, etc., la pénétration peut s'opérer et l'infection tuberculeuse se produit. *La condition essentielle de l'infection tuberculeuse étant une prédisposition locale ou générale, elle peut donc être prévue et évitée dans la majorité des cas.*

Il est démontré que le bacille de Koch peut se rencontrer dans les organes respiratoires de sujets sains. Par contre, on ne le rencontre plus que très exceptionnellement pendant la première période de l'évolution tuberculeuse ; il s'y trouve d'une manière constante dans la deuxième, quand commence le ramollissement des conglomérats tuberculeux ; puis il disparaît progressivement dans la 3e période, à mesure que les tubercules fondus font place à des cavernes. *L'absence du bacille spécifique ne constitue donc pas un élément de diagnostic de valeur absolue.*

C'est dans le diagnostic précoce de la tuberculose et son traitement énergique immédiat que résident les plus grandes chances de guérison complète. Si les premiers changements respiratoires indicateurs sont difficiles à percevoir à l'auscultation, si la toux fait encore défaut, si la recherche bacillaire est négative ; il reste l'état général affaibli du malade, son facies décoloré et cireux (fausse anémie) et surtout l'amaigrissement plus ou moins prononcé qui doivent éveiller sérieusement l'attention. Que l'ensemble des symptômes laisse planer un doute sur l'existence de la phtisie ; que l'affaiblissement général et tous ses caractères extérieurs n'offrent encore rien d'alarmant ; ne vaut-il pas mieux supposer le pire et agir de suite énergiquement ? Une existence humaine ne vaut-elle pas la dépense de trois ou quatre mois de traitement ?

Si le foyer tuberculeux semble localisé aux poumons le plus souvent, on ne peut pas affirmer que, même au début, il soit seul. En tout cas la maladie se généralise toujours à mesure qu'elle progresse.

Si c'est le bacille de Koch qui spécifie la tuberculose, la mort, qui est la terminaison fatale à trop peu d'exceptions près, encore, n'est pas le résultat de son action directement destructive. C'est par les produits toxiques qu'il sécrète, que se produit l'intoxication qui se généralise et devient mortelle. Ce qui peut s'exprimer laconiquement en disant : *Le microbe ne tue pas directement, il empoisonne.*

Conditions de succès du traitement antituberculeux.

La guérison de la phtisie ne peut être obtenue réelle et complète, qu'autant que le traitement répond simultanément aux trois indications suivantes :

1° Faire périr le microbe, dans la limite du possible, car tous les antimicrobiens actifs sur les microbes à l'état de liberté sont sans action sur ceux cantonnés dans des îlots imperméables.

2° Détruire les produits toxiques, ou tout au moins, neutraliser leurs effets ;

3° Régénérer la constitution altérée et la mettre en état de lutter et de s'opposer soit à une infection nouvelle par des microbes venant du dehors ; ou bien par la migration de ceux emprisonnés antérieurement dans les îlots.

Causes d'insuccès des méthodes de traitement.

Toute méthode de traitement qui ne répond pas aux trois indications précédentes est vouée à l'insuccès final.

Les cliniciens d'autrefois n'obtenaient pas de guérison et proclamaient la tuberculose incurable, parce que,ne connaissant pas la nature microbienne de la maladie, ils n'ont pas fait d'antisepsie, ni d'antitoxie.

Les microbiologistes d'aujourd'hui n'obtiennent guère plus de succès, malgré leurs publications enthousiastes, parce que, s'ils font de l'antisepsie, ils ne redressent pas complètement la nutrition altérée et ne font pas d'antitoxie.

La créosote, le gaïacol, l'eucalyptol et tous les produits similaires ou dérivés, sous quelque forme qu'ils soient administrés, subissent aujourd'hui des critiques très vives en raison même de l'enthousiasme exagéré qu'ils ont provoqué au début.

Les sérums, aujourd'hui à la mode, sont appelés à une chute aussi profonde.

Les inhalations gazeuses de tous genres sont appelées à

un discrédit aussi complet parce que leur action antiseptique est limitée aux organes respiratoires.

L'huile de foie de morue n'a pas d'autre vertu que d'atténuer la dénutrition consomptive.

L'iode métalloïde naissant, associé à des phosphates physiologiques et employé à dose intensive, est le seul agent thérapeutique pouvant guérir le plus grand nombre des tuberculeux et préserver de la maladie. — Parce qu'il est le seul répondant aux trois conditions indiquées plus haut. Il est très fortement antiseptique (1 pour 4,000), extrêmement diffusible et absolument inoffensif dans les formes que nous conseillons. Sa propriété de détruire toutes les matières albuminoïdes altérées, et de former avec tous les alcaloïdes des combinaisons complètement insolubles sont connues depuis longtemps et établissent d'une manière indiscutable son action antitoxique. Etant en outre un stimulant puissant, associé à des phosphates physiologiques, il redresse la nutrition histologique altérée, relève l'énergie vitale et régénère les mauvaises constitutions.

Les préparations *iodo-phosphatées du Dr Foy* (*vin et pilules*) sont les seules permettant l'emploi de l'iode métalloïde à dose intensive et d'une innocuité absolue, quelle que soit la durée du traitement. La méthode de traitement est expérimentée depuis 1891 à l'hôpital des tuberculeuses de Villepinte.

Mode d'emploi. — 2 cuillerées par jour de *vin du Dr Foy* la 1re semaine un peu avant les repas ; 4 c. de vin en 2 fois la 2e s. Les semaines suivantes, aux 4 c. de vin, ajouter successivement les *pilules Foy* 2 par 2 jusqu'à 12 par jour.

Continuer ce traitement à dose intensive pendant 8 mois environ. Ensuite, le réduire de moitié et suivre sans interruption pendant une année. Les années suivantes, renouveler le traitement à dose moyenne pendant 3 mois au printemps et 3 mois à l'automne.

Pour les cas douteux, 4 cuillerées de vin et 4 pilules suffisent généralement.

PLEURÉSIES. — L'état subinflammatoire du parenchyme pulmonaire et des capillaires bronchiques qui persiste durant de longs mois, après la guérison apparente de la pleurésie proprement dite, crée une prédisposition particulièrement favorable à l'infection tuberculeuse. On se souvient que le Dr Leudet père de Rouen, a observé dans sa statistique hospitalière que 76 pour 100 des pleurésies anciennes se sont terminées par la phtisie pulmonaire.

Dans ces conditions, alors que les chances d'infection sont de 3 sur 4, n'est-il pas d'une sage prévoyance de prévenir ce danger en soumettant les malades à la médication *iodo-phosphatée* qui améliorera rapidement l'état général, fera disparaître l'inflammation broncho-pulmonaire et enfin fera obstacle à l'infection tuberculeuse.

2 cuillerées de *vin Foy* en 2 fois la 1re semaine un peu avant le repas ; 4 c. de vin la 2e s. Les semaines suivantes, aux 4 c. de vin, ajouter successivement 2, puis 4 *pilules iodées Foy*. Suivre ce traitement pendant 6 mois au moins.

RACHITISME.— C'est une altération généralisée de la nutrition cellulaire de tous les tissus, le système osseux compris, qui survient dans l'enfance ; en arrête, ou en trouble le développement et par suite se manifeste à l'extérieur surtout par la déformation plus ou moins profonde de la charpente osseuse, en raison de sa fonction de sustentation qu'elle ne peut complètement remplir.

Par suite de l'altération nutritive de la cellule osseuse, celle-ci ne peut assimiler le phosphate de chaux, sous quelque forme qu'on le lui présente. C'est ce qui différencie le rachitisme de l'ostéo-malacie.

Ce n'est donc qu'en redressant la nutrition histologique par l'iode qu'on peut guérir le rachitisme. Le lait de vache fortement phosphaté, qui peut contenir facilement 4 et 5 grammes de phosphate de chaux par litre, constitue la meilleure manière de faire assimiler ce corps.

En outre, il faut donner à l'enfant du *vin iodo-phosphaté du Dr Foy*. Doses : 2 cuillerées à potage pour l'enfant de 2 à 4 ans. Une cuillerée pendant 15 jours, deux en suite.

De 4 à 6 ans, 3 cuillerées de vin progressivement.

De 6 ans et au-dessus, 4 c. de vin par jour.

SCLÉROSE.— Ce n'est pas une maladie à proprement parler

C'est un état d'induration dans lequel se transforment des cellules malades. Toute espèce de tissu cellulaire peut se scléroser. Nous envisageons spécialement ici la sclérose des tissus nerveux qui a généralement des conséquences graves.

Les troubles nerveux qui se manifestent à la suite de sclérose varient suivant le siège de la partie malade.

La sclérose ne se produit pas d'emblée ; les cellules subissent une altération nutritive progressive à la suite de laquelle elles se modifient et se transforment. Dès le début, cette altération nutritive se traduit par des troubles fonctionnels qui rentrent dans le cadre des neurasthénies. On ne peut pas prévoir à l'avance qu'un trouble nerveux léger, quelconque, sera suivi de la sclérose de la région correspondante ; mais comme les troubles nerveux, chez l'homme adulte, s'aggravent le plus souvent avec le temps, surtout quand ils sont greffés sur une constitution diathésique, il est d'une sage prévoyance de traiter sérieusement tout trouble nerveux si léger qu'il paraisse au début. Voir *neurasthénie*, page 51.

La sclérose déclarée, quand elle n'est pas trop ancienne peut quelquefois encore se résoudre. Il faut lui appliquer le traitement énergique par :

1° Le *Phosphovinate d'or* qui stimule et régénère la nutrition des cellules nerveuses. 10 gouttes en 2 fois la 1re semaine, un peu avant le repas. Chaque semaine, augmenter de 10 gouttes jusqu'à 80 par jour.

2° Le *Vin et Pilules Foy*, qui agissent sur la nutrition générale histologique et corrigent la constitution diathésique. Aussitôt après les gouttes d'or une cuillerée de *Vin Foy* (2 la 1re semaine); 4 c. de vin la 2e semaine. Les semaines suivantes, aux 4 c. de vin, ajouter successivement 2, 4, 6 et 8 pilules iodées Foy par jour.

En cas d'insuccès sur la maladie établie, on a toujours la certitude d'en enrayer la marche envahissante.

VERTIGES. — Le vertige est un symptôme presque inséparable des affections cérébrales : congestions, ramollissements, tumeurs du cerveau.

Il y a quelques espèces de vertiges dans lesquels le trouble cérébral secondaire est subordonné à une autre affection. Il est de grande importance de bien diagnostiquer ces vertiges particuliers ; le traitement de chacun d'eux variant suivant la cause déterminante. Nous citerons le *vertige stomacal* occasionné par le mauvais fonctionnement de l'estomac ; le *vertige intestinal* produit par les vers ; le *vertige de l'oreille* (maladie de Ménière) ; le *vertige des intoxiqués* ; le *vertige des fumeurs.*

Le vertige cérébral doit être l'objet de la plus sérieuse attention, parce qu'il est le plus souvent le point de départ de troubles cérébraux très graves. Il a toujours pour cause un surmenage excessif ; de plus, il est greffé sur une constitution diathésique.

1° Tonifier, reconstituer et désintoxiquer les cellules nerveuses au moyen du *Phosphovinate d'or.* Commencer par 10 gouttes en 2 fois la 1re semaine. Chacune des semaines suivantes, augmenter de 10 gouttes jusqu'à 50 gouttes par jour.

2° Corriger l'état diathésique, redresser la nutrition histologique générale et régénérer la constitution par les préparations *iodo-phosphatées du Dr Foy.* Aussitôt après les gouttes d'or, une cuillerée à potage de *Vin Foy* (2 la 1re semaine) ; 4 par jour la 2e s. Chacune des semaines suivantes, ajouter successivement 2, 4, 6 et 8 *pilules iodées* aux 4 c. de vin.

3° Toutes les semaines, décongestionner la tête par une purgation légère avec pilules résineuses. Nous recommandons les *Grains de vie de Micque.*

TABLE DES MATIÈRES

TROISIÈME PARTIE.

Nos agents thérapeutiques.

QUATRIÈME PARTIE.

Mémorial thérapeutique.

Clermont (Oise). — Imprimerie Daix frères, 3, place Saint-André

LES PHOSPHATES

LEURS FONCTIONS CHEZ LES ÊTRES VIVANTS

PAR

L. JOLLY

Pharmacien de 1re classe
Officier de l'Instruction publique.

Volume gr. in-8° de 600 pages.
Mention honorable de l'Académie des Sciences (1888).

Clermont (Oise). — Imp. Daix frères.

www.ingramcontent.com/pod-product-compliance
Ingram Content Group UK Ltd.
Pitfield, Milton Keynes, MK11 3LW, UK
UKHW020413230726
13925UKWH00004B/1399

9 782013 585880